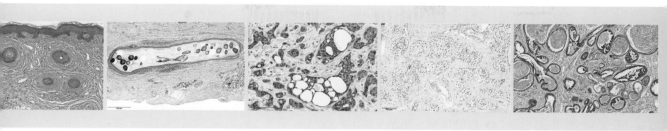

# 皮肤附属器肿瘤
## 病理图谱

## PATHOLOGICAL ATLAS OF
## SKIN ADNEXAL TUMORS

常建民　编著

中国科学技术出版社
·北　京·

图书在版编目（CIP）数据

皮肤附属器肿瘤病理图谱 / 常建民编著 . —北京 : 中国科学技术出版社 , 2020.10
ISBN 978-7-5046-8759-3

Ⅰ . ①皮… Ⅱ . ①常… Ⅲ . ①皮肤肿瘤 – 病理学 – 图谱 Ⅳ . ① R739.52–65

中国版本图书馆 CIP 数据核字（2020）第 160930 号

| | |
|---|---|
| 策划编辑 | 王久红　焦健姿 |
| 责任编辑 | 王久红 |
| 装帧设计 | 北京长天印艺广告设计有限公司 |
| 责任印制 | 李晓霖 |

| | |
|---|---|
| 出　　版 | 中国科学技术出版社 |
| 发　　行 | 中国科学技术出版社有限公司发行部 |
| 地　　址 | 北京市海淀区中关村南大街 16 号 |
| 邮　　编 | 100081 |
| 发行电话 | 010–62173865 |
| 传　　真 | 010–62179148 |
| 网　　址 | http://www.cspbooks.com.cn |

| | |
|---|---|
| 开　　本 | 787mm×1092mm1/16 |
| 字　　数 | 91 千字 |
| 印　　张 | 13.75 |
| 版　　次 | 2020 年 10 月第 1 版 |
| 印　　次 | 2020 年 10 月第 1 次印刷 |
| 印　　刷 | 天津翔远印刷有限公司 |
| 书　　号 | ISBN　978-7-5046-8759-3/R·2600 |
| 定　　价 | 128.00 元 |

# About the Author
# 编著者简介

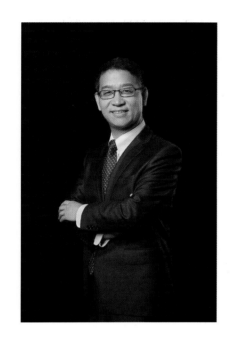

常建民，生于内蒙古赤峰市喀喇沁旗，主任医师，医学博士。北京医院皮肤科主任，北京大学医学部教授，北京大学皮肤性病学系副主任，北京协和医学院博士研究生导师，中国医师协会皮肤科医师分会常委，中国医师协会皮肤科医师分会皮肤病理专业委员会主任委员，中华医学会皮肤性病学分会皮肤病理学组副组长，中国医疗保健国际交流促进会皮肤科分会副主任委员，北京医学会皮肤性病学分会副主任委员，北京市政协委员。1988 年考入北京大学医学部，1997 年毕业获医学博士学位。2005 年晋升为主任医师。2001 年至 2003 年在英国卡迪夫大学医学院作访问学者，2016 年 12 月至 2017 年 3 月在美国加州大学洛杉矶分校（UCLA）做访问学者。2011 年被中国医师协会皮肤科医师分会评为优秀中青年医师，2012 年被评为北京市优秀中青年医师。担任《中华皮肤科杂志》《临床皮肤科杂志》《British Journal of Dermatology》《International Journal of Dermatology and Venerology》等杂志编委，《British Journal of Dermatology》中文版常务副主编。已经在皮肤病专业国内外核心杂志上发表论文 350 余篇。主编《皮肤病理入门图谱》《皮肤黑素细胞肿瘤病理图谱》《色素增加性皮肤病》《色素减退性皮肤病》《色素性皮肤病临床及病理图谱》《少见色素性皮肤病病例精粹》《女性外阴疾病》等专著。重点专业领域：白癜风及其他色素性皮肤病，女性外阴性皮肤病，皮肤病理诊断。

# Abstract
# 内容提要

本书是国内第一部原创皮肤附属器肿瘤的病理图谱，由北京医院皮肤科常建民教授将其积累20余年的病理资料整理，编著而成。全书共四章，分别为毛囊肿瘤、皮脂腺肿瘤、外泌汗腺肿瘤及顶泌汗腺肿瘤，涵盖46种皮肤附属器肿瘤。常建民教授用简明的文字、清晰的思路阐述了46种皮肤附属器肿瘤的病理特征，360余幅经典图片完美诠释了46种皮肤附属器肿瘤的病理改变，激发读者探索疾病奥秘的强烈欲望。本书文字精练，条理清晰；图片精美，种类丰富，同一病种有较多不同病例的病理图片，适合皮肤科临床医师以及病理科医师参考使用。

# Preface
# 序

近日，收到常建民教授编著的《皮肤附属器肿瘤病理图谱》样稿，全书200余页，分4章，共介绍了46种疾病，附有近300余张病理照片。照片精美，病变典型，色彩逼真，文字介绍简练，使读者很容易学习和掌握疾病的病理学特点，是一本皮肤科医师及普通病理医师学习的好教材。

皮肤附属器肿瘤是皮肤科临床上相对少见的一类肿瘤。要将这类肿瘤几十个病种的病理图片收集齐全，需要较长时间的积累，更需要用心和对皮肤病理的热爱。常建民教授在近半年里夜以继日、勤奋忘我地工作，完成本部著作，非常令人敬佩。除本书外，常建民教授还编著出版了《皮肤病理入门图谱》《皮肤黑素细胞肿瘤病理图谱》《色素性皮肤病临床及病理图谱》等多本皮肤病理著作。如果没有长期静心学习和积累，不能耐得住孤独和寂寞，缺乏甘坐冷板凳的精神，很难取得如此成就。常建民教授平日的用心积累与专注，对专业的执着，非常值得国内同行学习。

在2020年疫情肆虐期间，常建民教授在他宝贝女儿的陪伴下，利用这难得的宝贵时间，完成了这本专著。这也是国内编著的第一本皮肤附属器肿瘤的病理图谱。相信这本书能够对皮肤科医师及普通病理医师专业知识的提高有所帮助，也希望能够得到大家的喜爱。

孙建方
中国医学科学院皮肤病医院
皮肤病理科主任

# Foreword
# 前　言

2020年的春天，无论对于国家还是个人，皆可谓艰难。不能赴抗疫一线为国为民分忧解难，于本职工作岗位则应尽心尽力，尽职尽责。

望着窗外的阴霾，春寒料峭，地球似乎停止了转动。上苍把时间的表针调慢，让我们静下来去思考、学习、总结。

时光宝贵，不可虚度。

开启电脑，翻阅着积存多年的皮肤病理图片，好像在重读每一个故事；打开切片盒，在显微镜下览阅珍藏数载的病理切片，犹如再次鉴赏每一颗珍珠。刹那间我灵机一动：何不让更多的同道一起来感受珍珠的璀璨？于是我决定编著《皮肤附属器肿瘤病理图谱》及《皮肤黑素细胞肿瘤病理图谱》。

自大年初二开始，便利用工作之余夜以继日地精选切片、扫描切片、挑选图片、修改图片、撰写正文。虽然时有头晕眼花，腰酸背痛，但是专注于此，便无暇顾及各种烦恼的侵扰。

皮肤附属器肿瘤是皮肤科临床中比较少见的一类肿瘤，种类繁多。大部分肿瘤病理特征鲜明，令人兴趣横生。希望本书的出版能为大家学习皮肤病理有一点点帮助。

皮肤病理对于临床皮肤科医生尤为重要。本人虽努力学习多年，至今仍为门外之徒。对于很多病理知识，仍为一知半解，只知其一不知其二，或只知其表，不知其里。但无碍乐此不辍。犹如一京剧票友，于夜深人静之时，立于暗室之中，低声喊上数嗓，乃自我陶醉而已。

既然名曰图谱，应以图为主，文字尽量精少，图则多多益善。尽量提供不同倍数、不同视野、不同病例的病理图片。对于每一张图片的理解，仁者见仁智者见智，本人不去详尽注释，读者自行解读便可。

一部著作的完成，如同一个新生命的诞生。本书乃国内第一部皮肤附属器肿瘤的病理图谱专著，如有错误及不足之处，敬望大家批评指正。

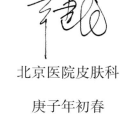

北京医院皮肤科

庚子年初春

# Contents
# 目　录

## 第一章　毛囊肿瘤
## Tumors of Hair Follicle

## 第二章　皮脂腺肿瘤
## Tumors of Sebaceous Gland

# 第三章　外泌汗腺肿瘤
## Tumors of Eccrine Gland

# 第四章　顶泌汗腺肿瘤
## Tumors of Apocrine Gland

# 第一章　毛囊肿瘤
# Tumors of Hair Follicle

- 毛母细胞瘤
  Trichoblastoma
- 色素性毛母细胞瘤
  Pigmented trichoblastoma
- 毛发上皮瘤
  Trichoepithelioma
- 结缔组织增生性毛发上皮瘤
  Desmoplastic Trichoepithelioma
- 皮肤淋巴腺瘤
  Cutaneous lymphadenoma
- 毛囊痣
  Hair Follicle Nevus
- 毛囊瘤
  Trichofolliculoma
- 毛囊皮脂腺囊性错构瘤
  Folliculosebaceous cystic harmatoma
- 毛囊周围纤维瘤
  Perifollicular fibroma
- 毛鞘瘤
  Tricholemmoma

- 毛鞘棘皮瘤
  Pilar sheath acanthoma
- 毛发腺瘤
  Trichoadenoma
- 反转性毛囊角化症
  Inverted follicular keratosis
- 毛囊漏斗部肿瘤
  Tumor of the follicular infundibulum
- 毛母质瘤
  Pilomatricoma
- 扩张孔
  Dilated pore
- 表皮囊肿
  Epidermal cyst
- 粟丘疹
  Milium
- 毛发囊肿
  Pilar cyst
- 色素性毛囊囊肿
  Pigmented follicular cyst

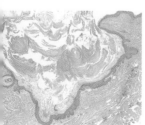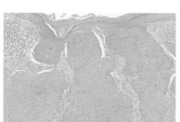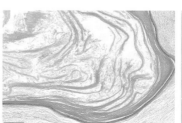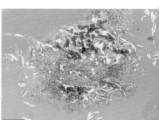

# 1. 毛母细胞瘤
## Trichoblastoma

- 是毛胚芽良性肿瘤
- 肿瘤多位于真皮中部或下部
- 与表皮不相连
- 由基底样细胞组成的团块，多呈小叶分布
- 肿瘤周围细胞呈栅栏状排列
- 肿瘤细胞有毛分化特征，有毛乳头样结构，部分细胞似毛球细胞
- 瘤细胞团之间有纤维间质分隔
- 肿瘤团块周围有丰富的间质
- 在病理上应与基底细胞癌鉴别
- 好发于头面部
- 为单发的丘疹或结节

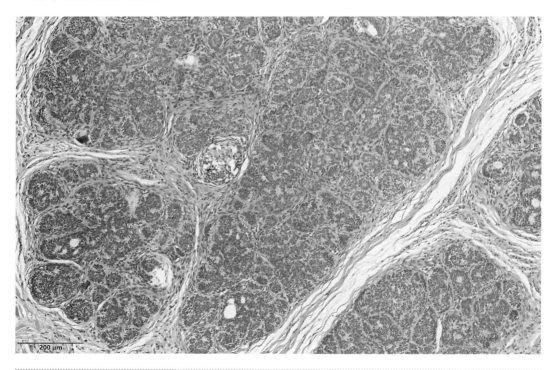

**毛母细胞瘤：**真皮内小叶状基底样细胞团块

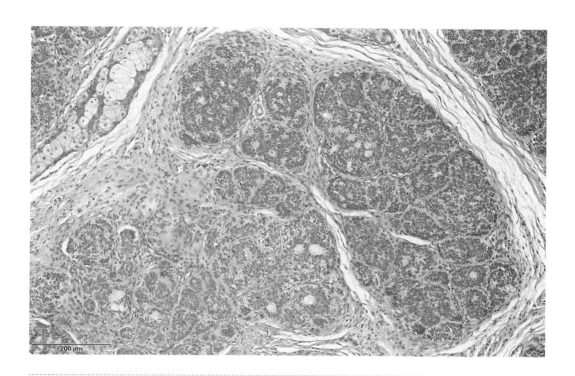

**毛母细胞瘤：** 团块间可见纤维间隔

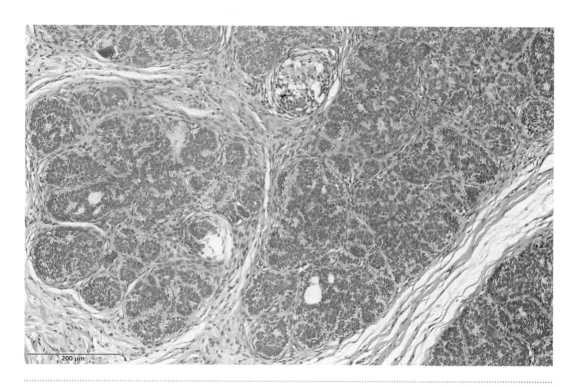

**毛母细胞瘤：** 主要由基底样细胞构成

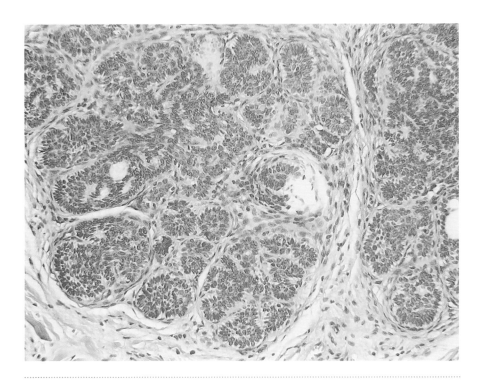

**毛母细胞瘤：**周边细胞呈栅栏状排列，无收缩间隙

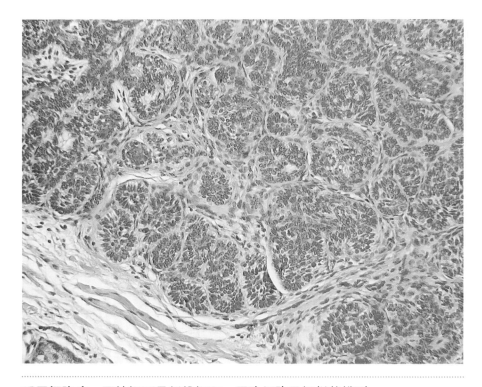

**毛母细胞瘤：**团块间可见纤维间隔，周边细胞呈栅栏状排列

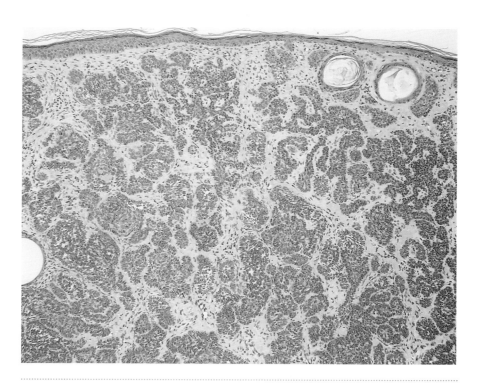

**毛母细胞瘤:** 真皮内基底样细胞团块,大部分呈结节状,部分呈条索状

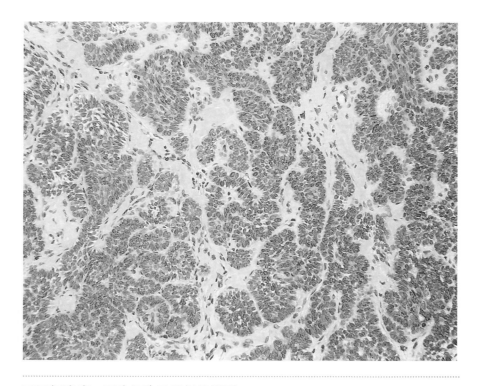

**毛母细胞瘤:** 周边细胞呈栅栏状排列

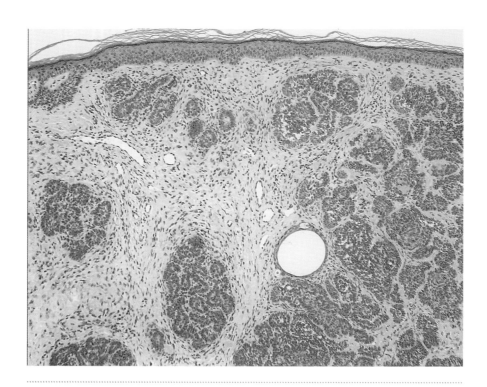

**毛母细胞瘤：**肿瘤周围有丰富的间质

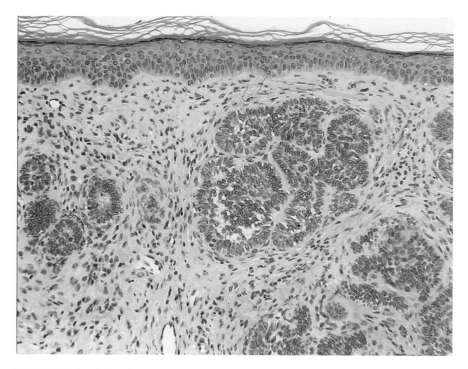

**毛母细胞瘤：**肿瘤周边细胞呈栅栏状排列，无收缩间隙。肿瘤周边有丰富的间质

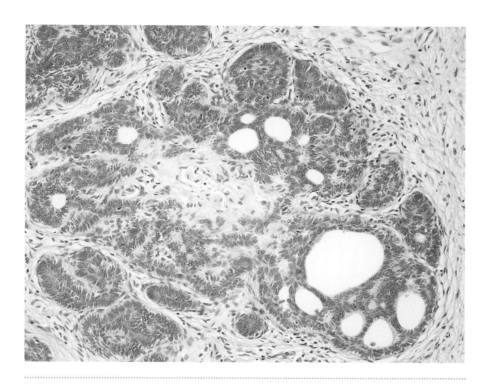

**毛母细胞瘤：** 肿瘤团块中可见腺腔样结构

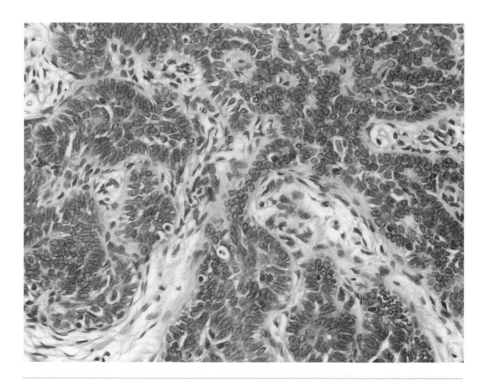

**毛母细胞瘤：** 肿瘤团块周边细胞呈栅栏状排列

# 2. 色素性毛母细胞瘤
## Pigmented trichoblastoma

- 主要病理特征与毛母细胞瘤相同
- 色素性毛母细胞瘤表现为肿瘤团块内大量树枝状黑素细胞及色素颗粒
- 肿瘤团块周围可见色素颗粒及噬黑素细胞
- 临床上表现为黑褐色的丘疹或结节

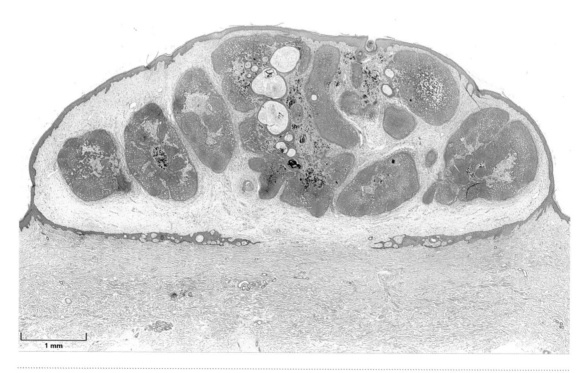

**色素性毛母细胞瘤：**真皮内基底样细胞结节，可见较多色素

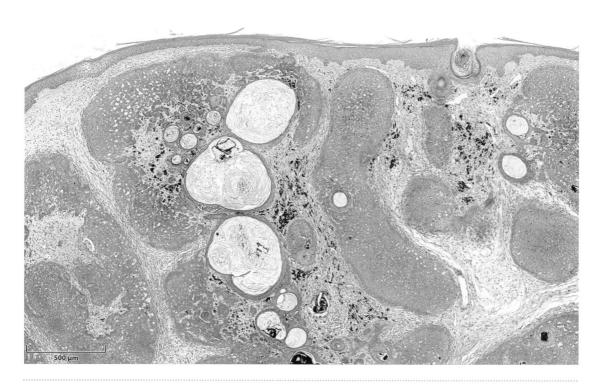

**色素性毛母细胞瘤：** 肿瘤内可见角囊肿，肿瘤内及周围基质有较多色素

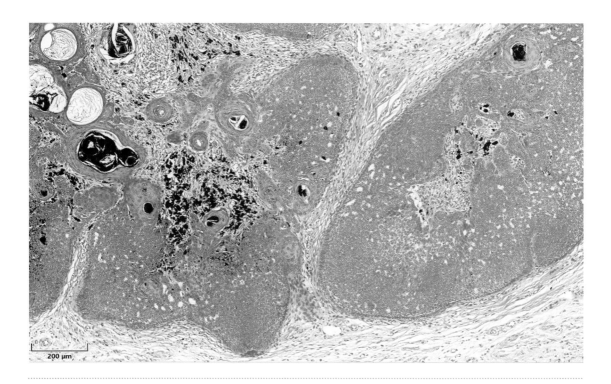

**色素性毛母细胞瘤：** 肿瘤主要由基底样细胞组成，团块周边细胞呈栅栏状

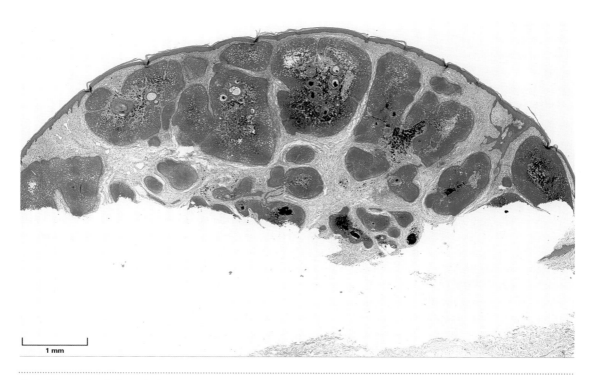

1 mm

**色素性毛母细胞瘤：**真皮内大小不一结节状肿瘤团块

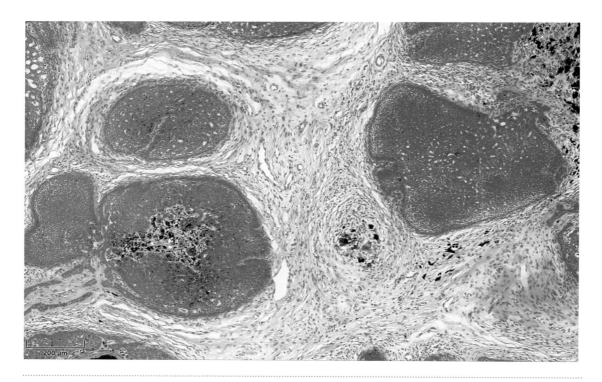

200 μm

**色素性毛母细胞瘤：**肿瘤团块内有较多色素，周围间质丰富

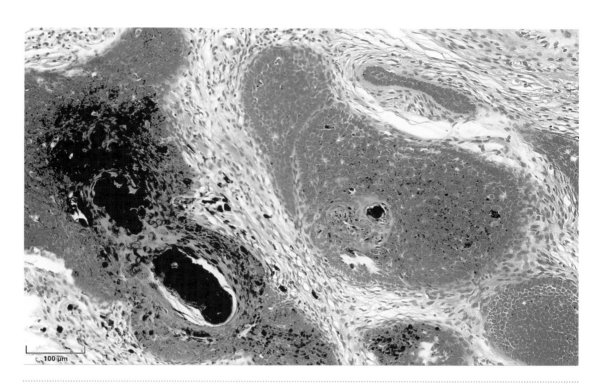

**色素性毛母细胞瘤：** 肿瘤团块内可见较多色素，周边细胞呈栅栏状

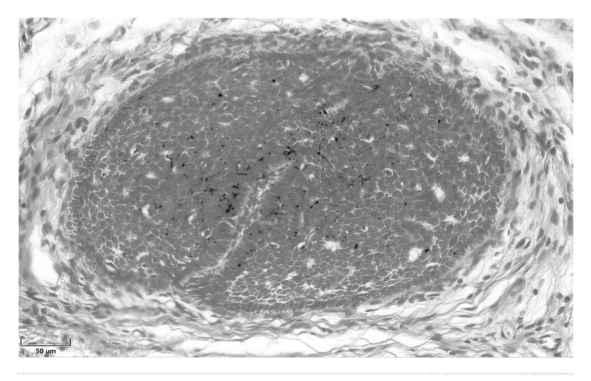

**色素性毛母细胞瘤：** 肿瘤主要由基底样细胞组成，团块周边细胞呈栅栏状排列，未见收缩间隙

# 3. 毛发上皮瘤
## Trichoepithelioma

- 基底样细胞组成的团块及条索
- 肿瘤周边细胞呈栅栏状排列
- 可见毛乳头结构及乳头间质体
- 常见角化囊肿
- 常见钙化及异物肉芽肿反应
- 目前认为毛发上皮瘤是毛母细胞瘤的一个类型
- 为皮色半球形的丘疹或结节
- 多发生在鼻唇沟处
- 可单发，也可多发

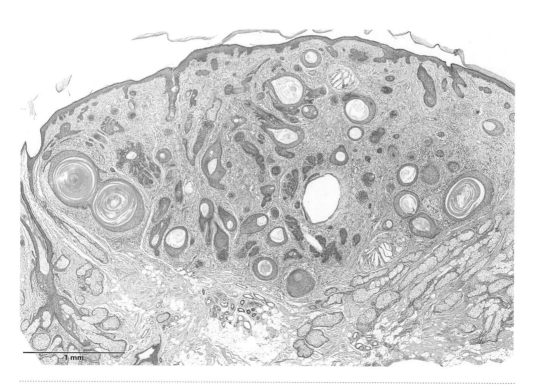

**毛发上皮瘤：**真皮内肿瘤，由基底样细胞团块及条索组成，可见较多角化囊肿

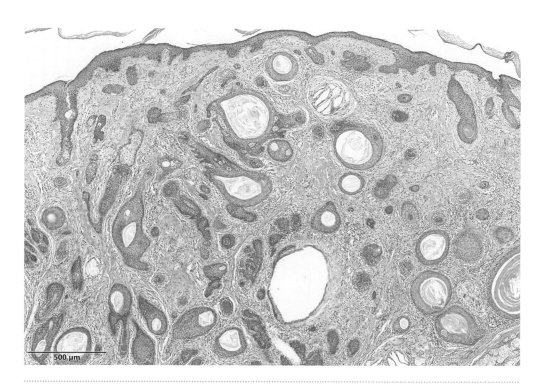

**毛发上皮瘤：** 基底样细胞团块及条索，较多角化囊肿

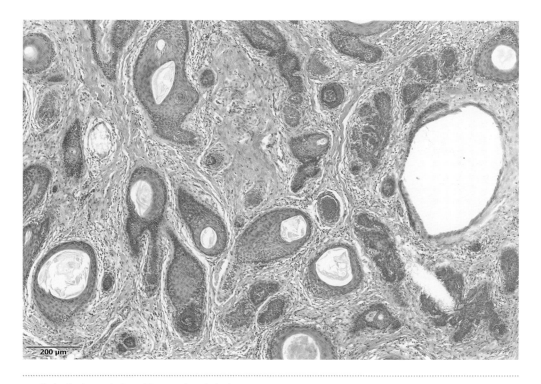

**毛发上皮瘤：** 肿瘤团块周围间质丰富

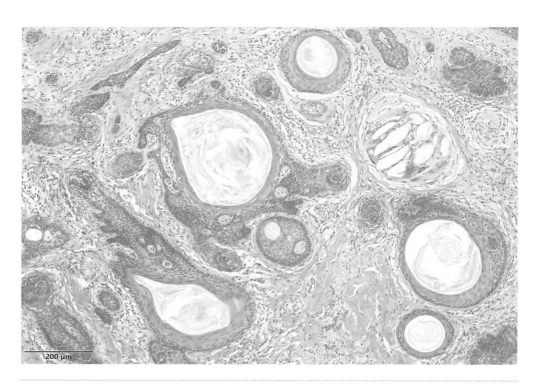

**毛发上皮瘤：**部分角化囊肿与基底样细胞条索相连，可见异物肉芽肿反应

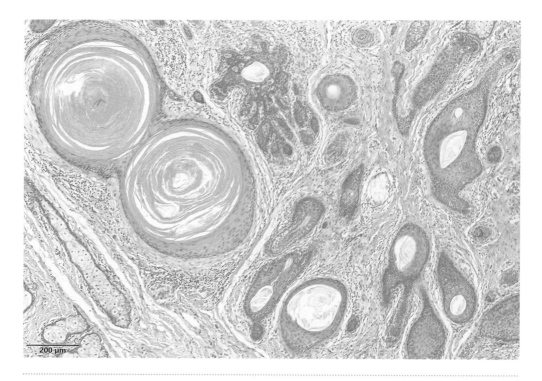

**毛发上皮瘤：**角化囊肿明显

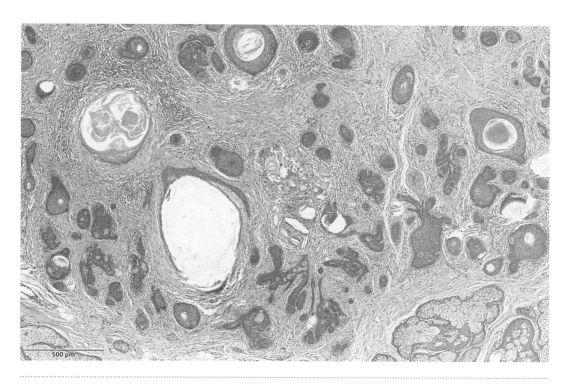

**毛发上皮瘤：** 部分囊肿破裂，形成异物肉芽肿反应

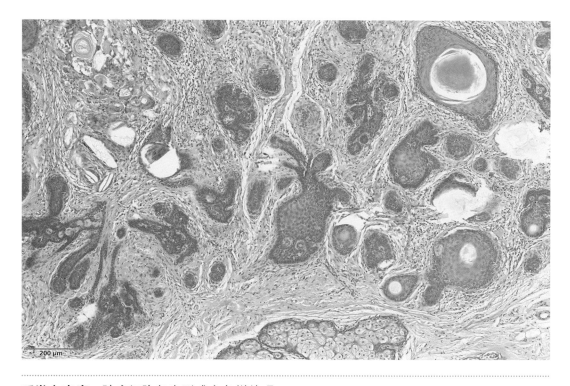

**毛发上皮瘤：** 肿瘤细胞条索形成鹿角样外观

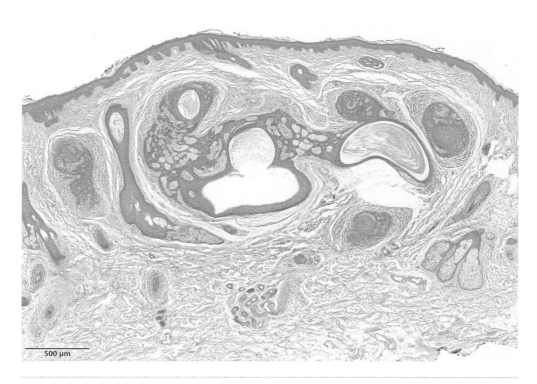

500 μm

**毛发上皮瘤：**真皮内肿瘤团块及角化囊肿

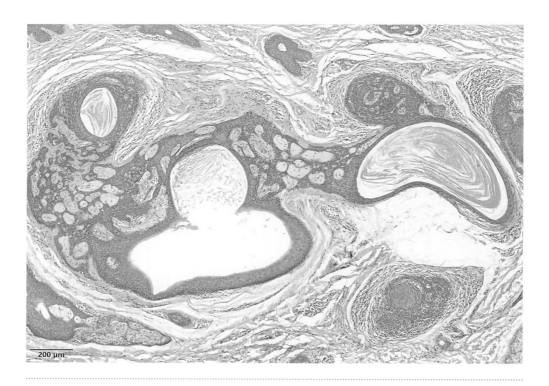

200 μm

**毛发上皮瘤：**基底样细胞条索形成网状外观

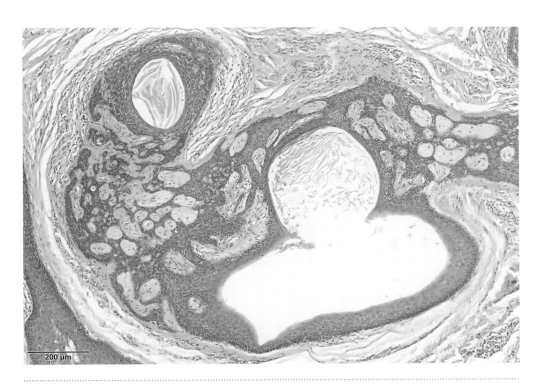

**毛发上皮瘤：** 肿瘤主要由基底样细胞组成，内有角化囊肿

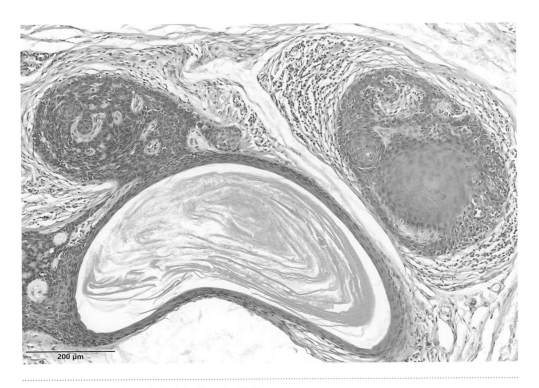

**毛发上皮瘤：** 团块周边肿瘤细胞呈栅栏状

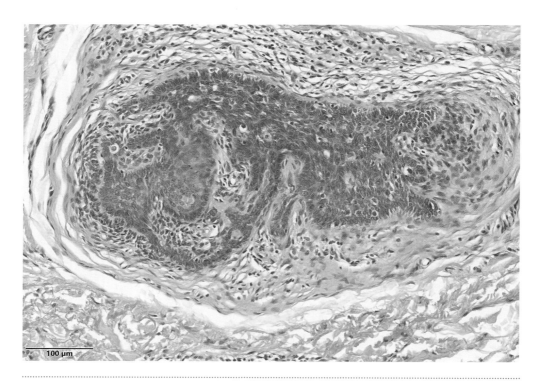

**毛发上皮瘤：**毛乳头及乳头间质体

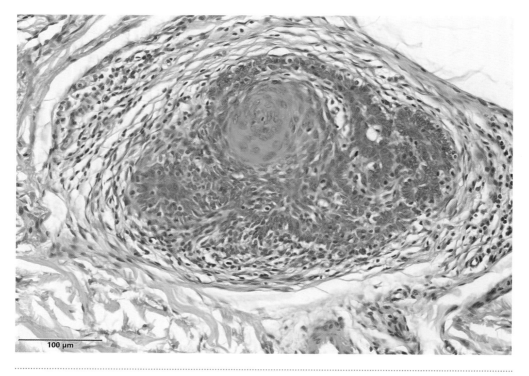

**毛发上皮瘤：**毛乳头及乳头间质体

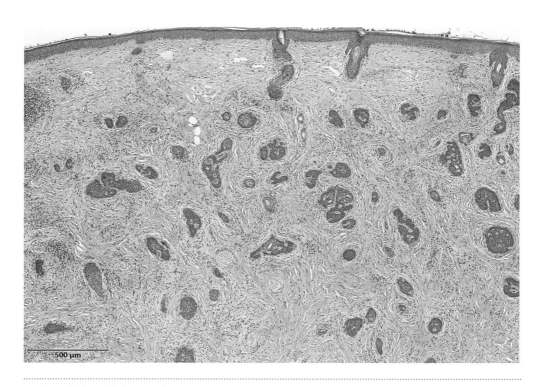

**毛发上皮瘤：**基底样细胞团块及条索，稀疏分布，周围间质丰富，角化囊肿较少

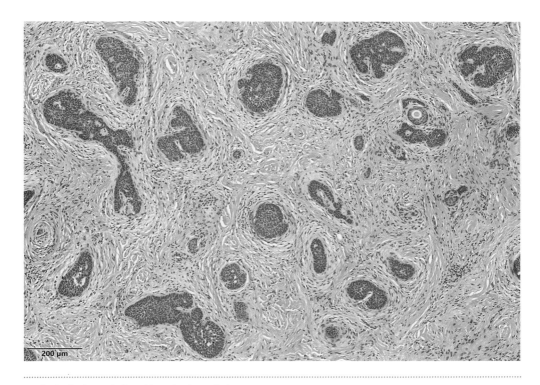

**毛发上皮瘤：**肿瘤团块及条索形态各异

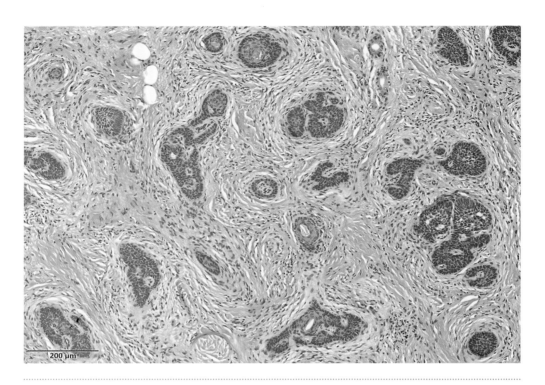

**毛发上皮瘤：**肿瘤团块周围间质丰富

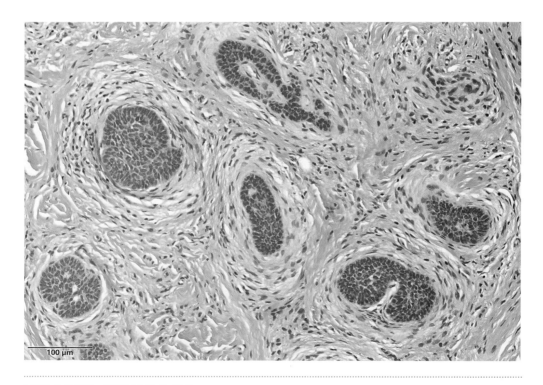

**毛发上皮瘤：**可见毛乳头结构

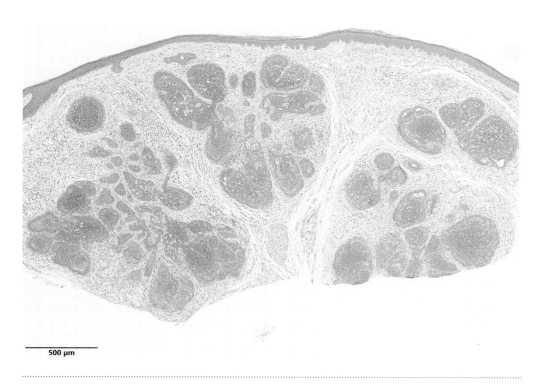

500 μm

**毛发上皮瘤：** 真皮内肿瘤，呈小叶状

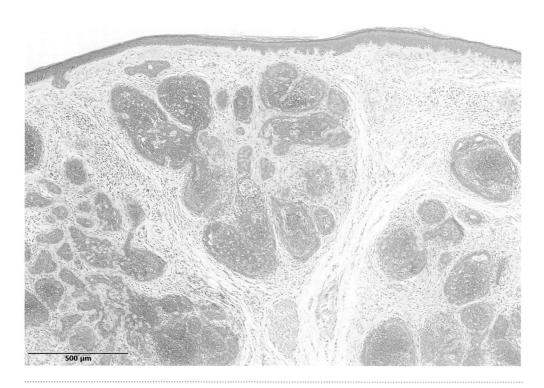

500 μm

**毛发上皮瘤：** 肿瘤由基底样细胞组成，未见明显角化囊肿

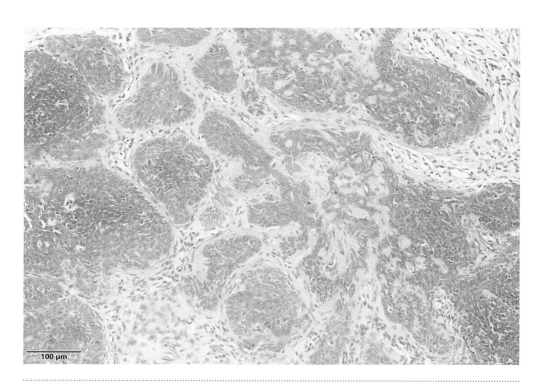

**毛发上皮瘤：** 基底样细胞条索形成鹿角样外观

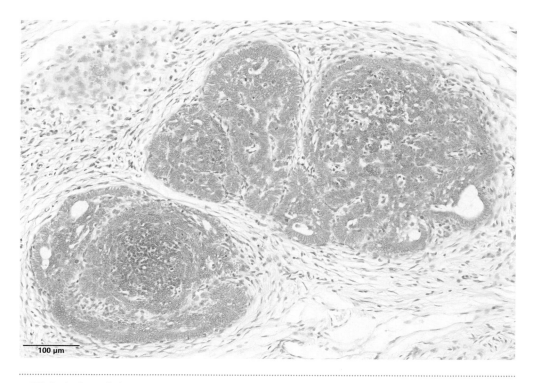

**毛发上皮瘤：** 肿瘤周围间质丰富

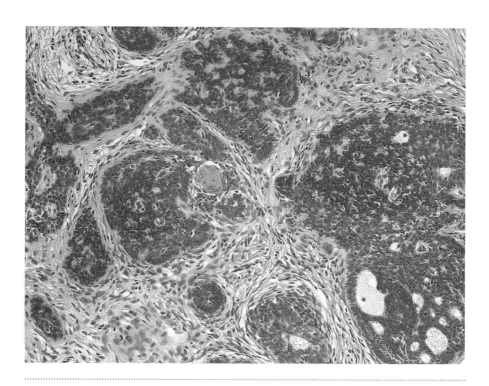

**毛发上皮瘤：** 基底样细胞团块，周围间质丰富

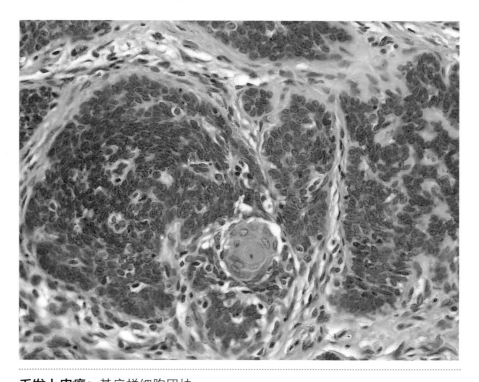

**毛发上皮瘤：** 基底样细胞团块

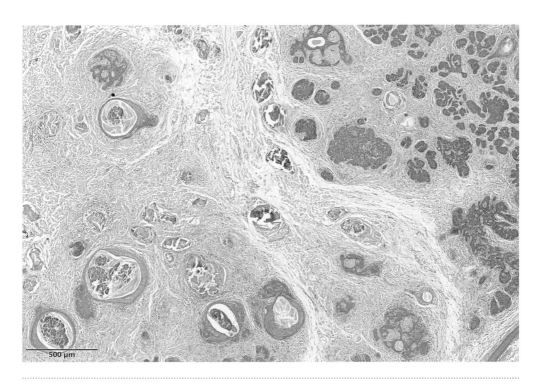

**毛发上皮瘤：** 基底样细胞团块及角化囊肿，钙化明显

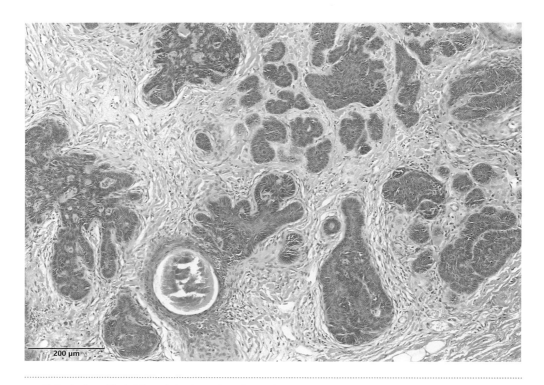

**毛发上皮瘤：** 基底样细胞条索形成鹿角样外观

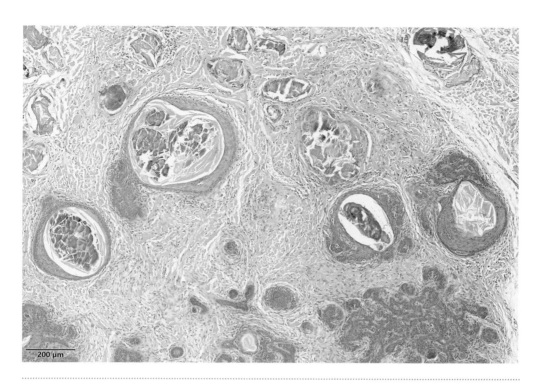

**毛发上皮瘤：** 角化囊肿内及周围间质中可见钙化

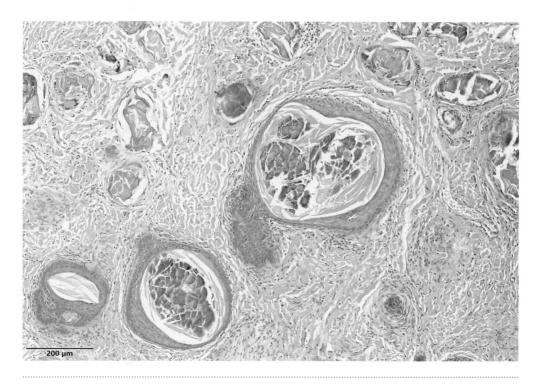

**毛发上皮瘤：** 角化囊肿内及周围间质钙化明显

# 4. 结缔组织增生性毛发上皮瘤
## Desmoplastic trichoepithelioma

- 是毛发上皮瘤的一个特殊病理类型
- 真皮内可见较多基底样细胞组成的条索或团块，大小形态不一
- 细胞条索有时可与表皮相连
- 基底样细胞条索周围可见纤维组织增生
- 细胞条索的细胞一至数层，条索可逐渐变细，可呈蝌蚪状或逗号状
- 可见毛囊漏斗部角化囊肿
- 角化囊肿也可出现钙化
- 囊肿破裂时可引起周围组织异物肉芽肿反应
- 好发于面部
- 多为单发环状皮损，质地较硬，边缘隆起，中心凹陷

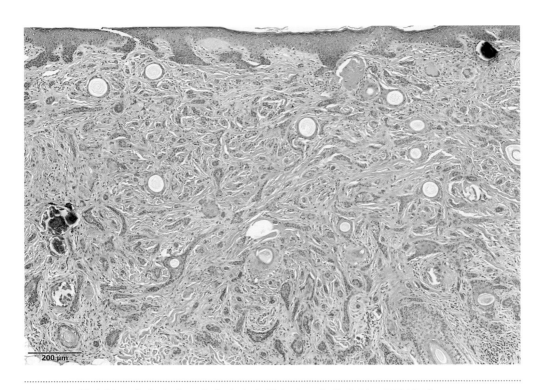

**结缔组织增生性毛发上皮瘤：**真皮内上皮样条索及角化囊肿，可见钙化

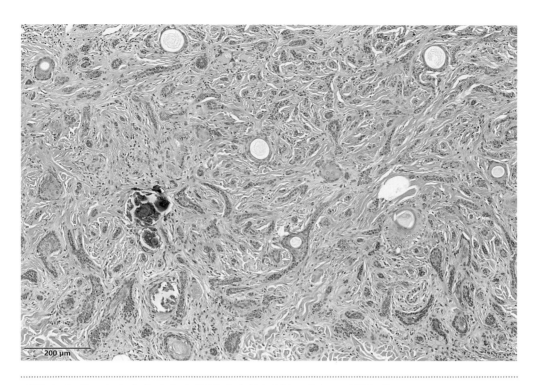

**毛发上皮瘤：** 真皮内上皮条索嵌于致密的纤维间质中，可见钙化

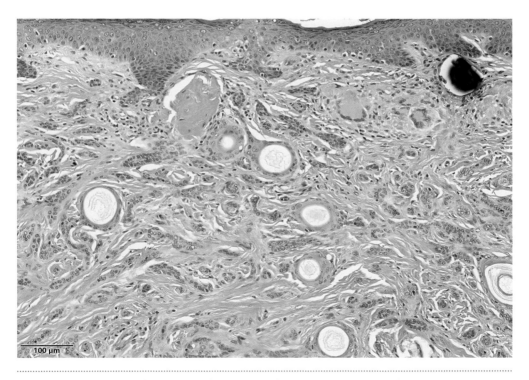

**毛发上皮瘤：** 部分上皮条索与表皮相连，真皮上部出现异物肉芽肿反应

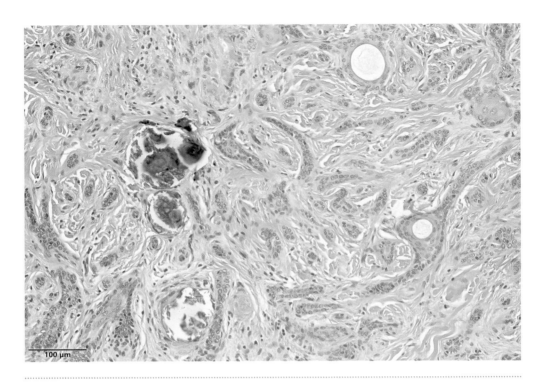

**毛发上皮瘤：** 间质纤维增生明显，可见钙化

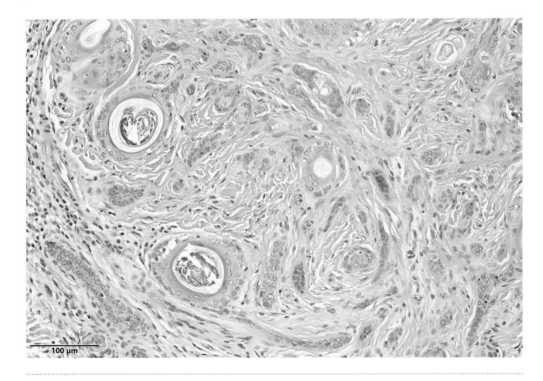

**毛发上皮瘤：** 角化囊肿内出现钙化，自角化囊肿壁可伸出上皮样细胞条索

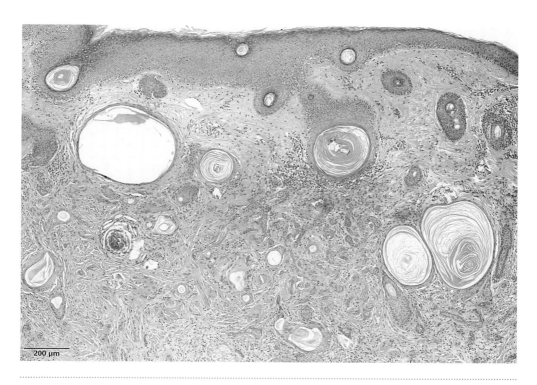

200 μm

**结缔组织增生性毛发上皮瘤：** 真皮内上皮样条索及角化囊肿

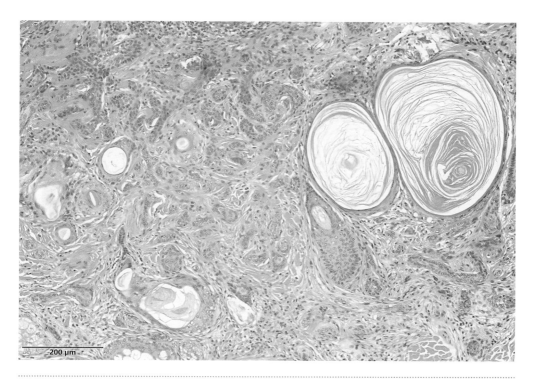

200 μm

**结缔组织增生性毛发上皮瘤：** 上皮样条索位于真皮致密的纤维间质中

# 5. 皮肤淋巴腺瘤
## Cutaneous lymphadenoma

- 本病来源于毛囊，可能是毛母细胞瘤的一个类型
- 主要位于真皮内
- 真皮内多发结节，边界清楚
- 结节有时与表皮或毛囊相连
- 结节的边缘为一层或多层基底样细胞，可呈栅栏状排列
- 中心为胞质透明或呈空泡状的细胞
- 在透明细胞周围可见散在淋巴细胞
- 有时在结节内可见管样结构或皮脂腺细胞
- 肿瘤内的透明细胞角蛋白表达阳性，有时表达 EMA
- 临床上为皮色坚硬的丘疹或结节
- 好发于头面部

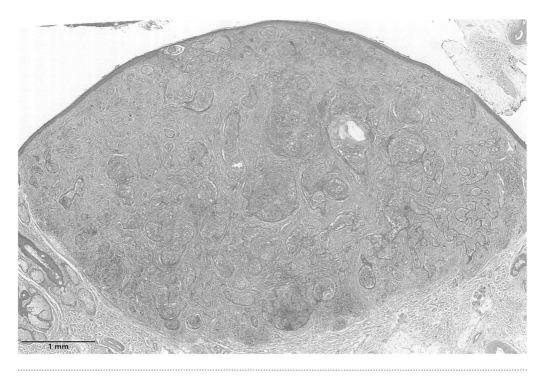

**皮肤淋巴腺瘤：**肿瘤位于真皮内，呈多发结节

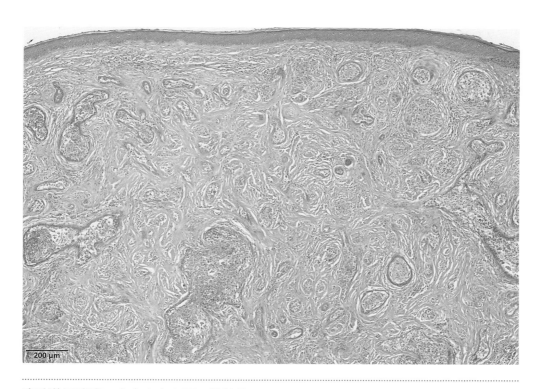

**皮肤淋巴腺瘤：**真皮内大小不一的结节

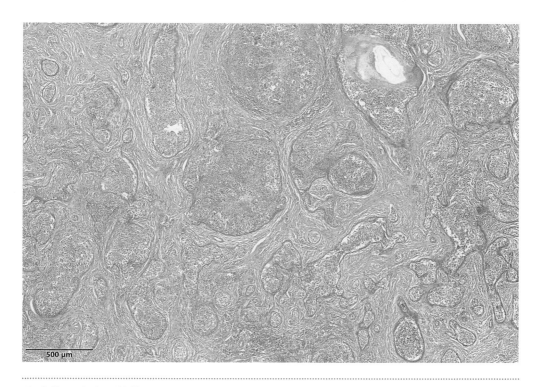

**皮肤淋巴腺瘤：**结节大小不一

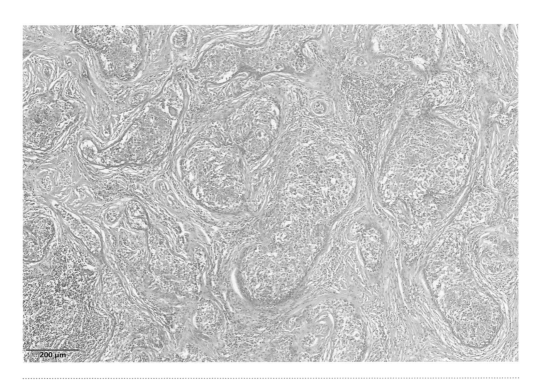

**皮肤淋巴腺瘤：**结节内及结节周围间质可见淋巴细胞浸润

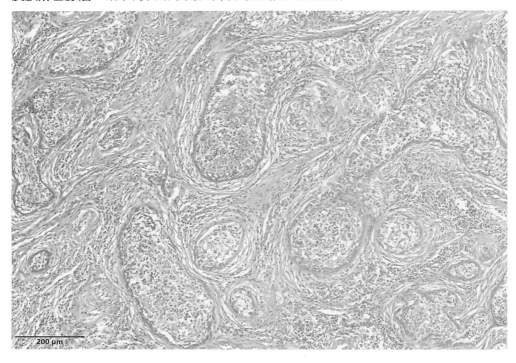

**皮肤淋巴腺瘤：**结节的边缘为一层基底样细胞，中央为胞质透明或呈泡沫状细胞，结节内及间质内可见淋巴细胞浸润

# 6. 毛囊痣
## Hair follicle nevus

- 真皮内成熟的毳毛毛囊增生
- 增生的毛囊位于真皮上部
- 毛囊周围可见小的皮脂腺结构
- 增生的毛囊多处在同一分化阶段
- 一般出生时即出现或在儿童期出现
- 皮损好发于头颈部
- 表现为单发小的丘疹

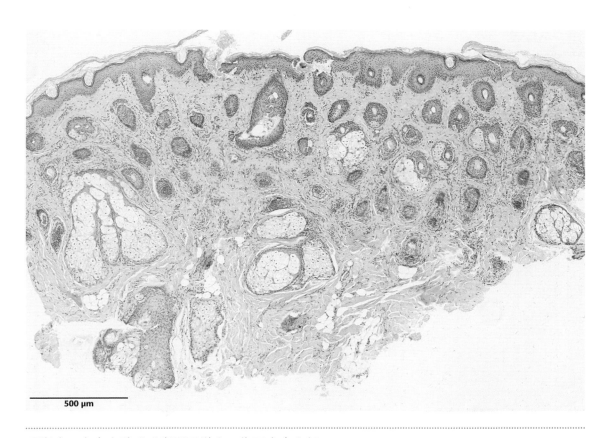

500 μm

**毛囊痣：**真皮内毳毛毛囊明显增生，位于真皮上部

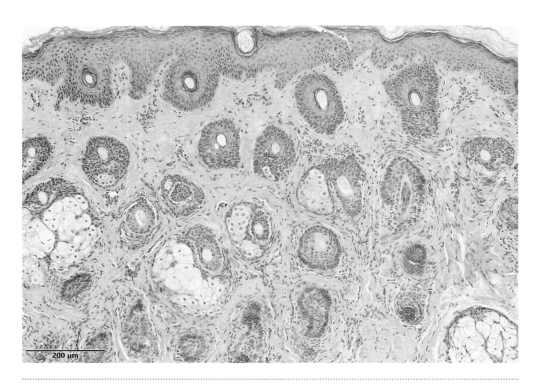

**毛囊痣：** 增生的毛囊位于真皮上部

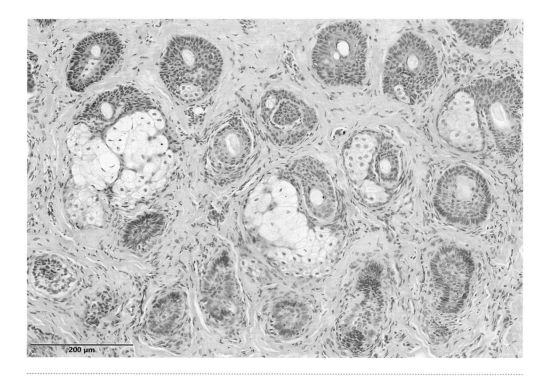

**毛囊痣：** 部分毛囊与小的皮脂腺相连

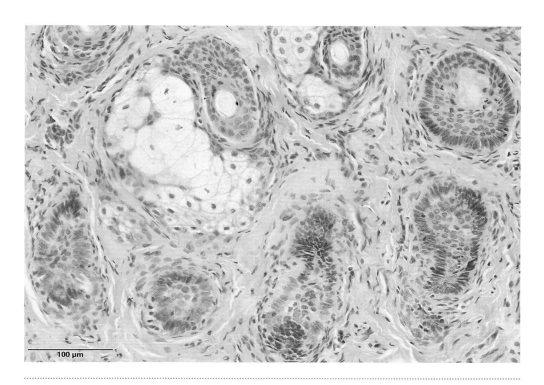

**毛囊痣：**部分毛囊周围可见小的皮脂腺

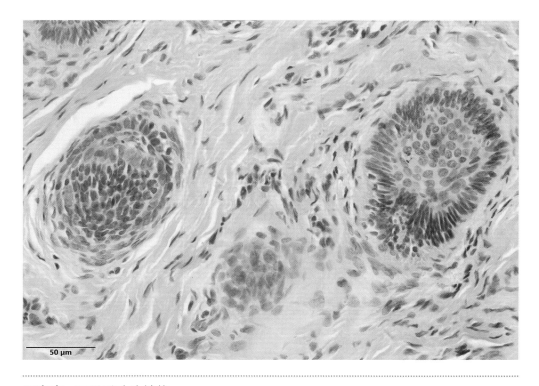

**毛囊痣：**可见毛孔头结构

# 7. 毛囊瘤
## Trichofolliculoma

- 病变为一个或多个扩大而扭曲的毛囊
- 多开口于表皮
- 毛囊口角化过度，毛囊内有角质及毛干
- 周围为放射状排列的次级毛囊
- 可见到内毛根鞘、外毛根鞘、纤维性毛根鞘、毛乳头和毛球
- 毛囊瘤的病理表现随着毛囊周期的变化而不同
- 有时扩大的毛囊与皮脂腺相连，称为皮脂腺毛囊瘤（sebaceous trichofolliculoma）
- 多发生于面部，特别是鼻两侧
- 多单发
- 皮色或淡红色圆顶状的丘疹，中央有脐窝状凹陷，可长出黑色或白色毛发

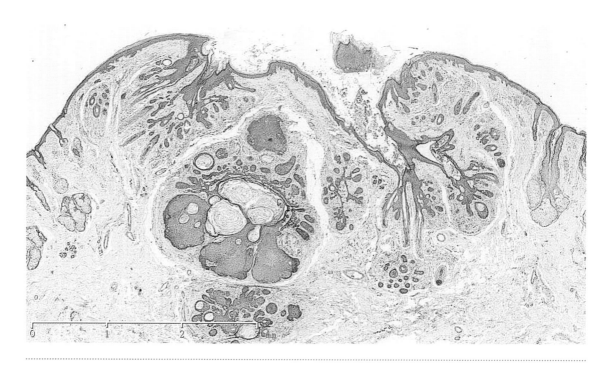

**毛囊瘤：** 可见多个扩大的毛囊

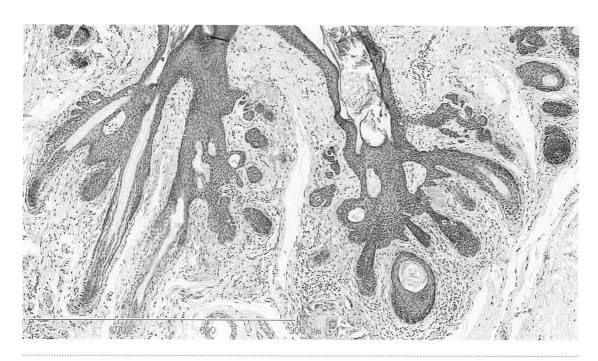

**毛囊瘤：** 可见较多次级毛囊

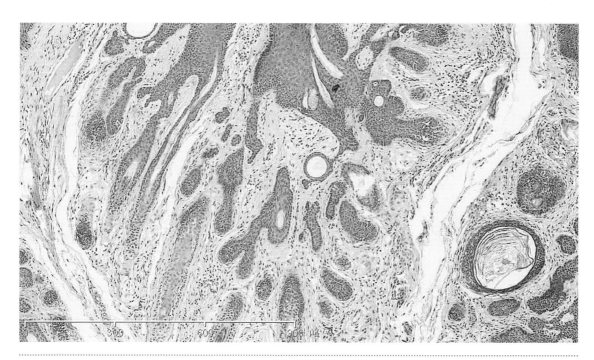

**毛囊瘤：** 可见较多次级毛囊

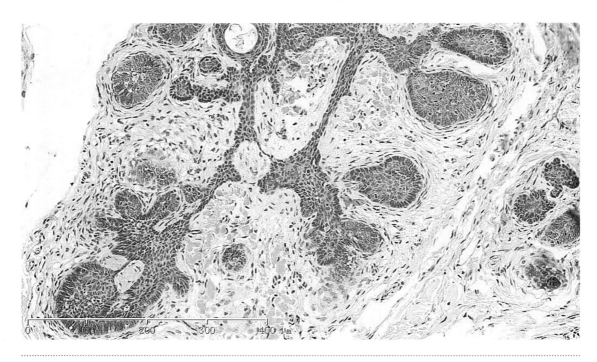

**毛囊瘤：** 可见毛乳头结构，周围间质丰富

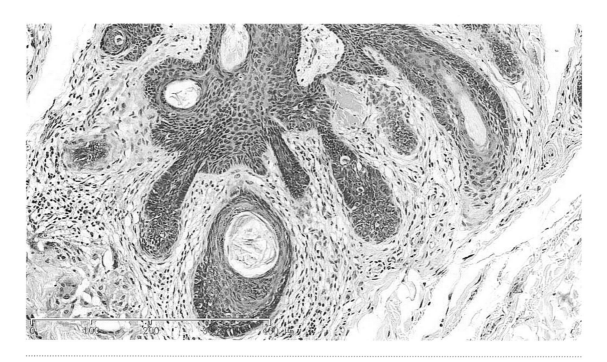

**毛囊瘤：** 可见毛乳头结构，周围间质丰富

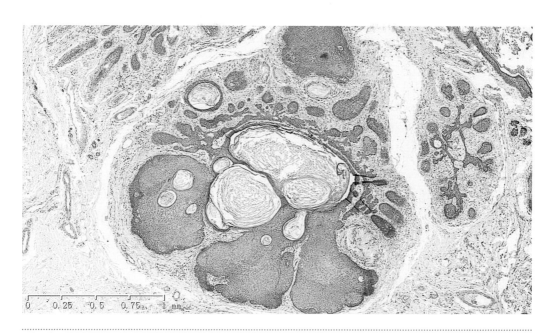

**毛囊瘤:** 肿瘤团块周围有丰富的间质

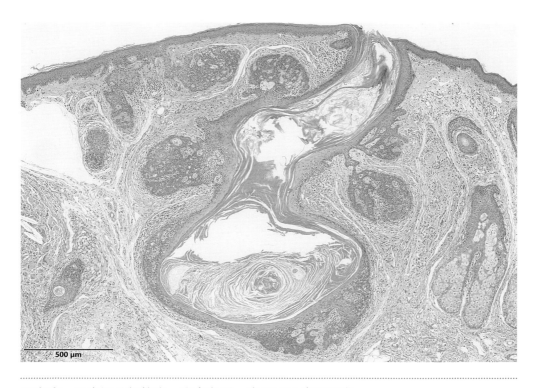

**毛囊瘤:** 毛囊漏斗部扩张,内有角质,囊壁可见次级毛囊

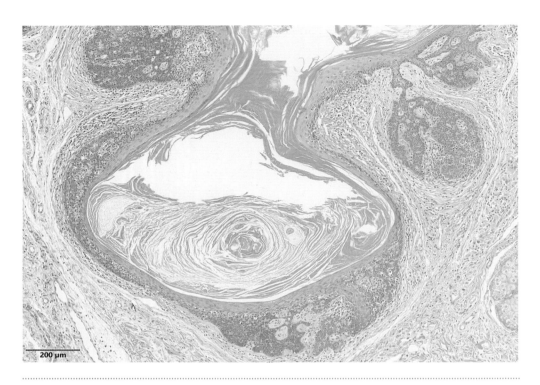

**毛囊瘤：**囊壁可见次级毛囊

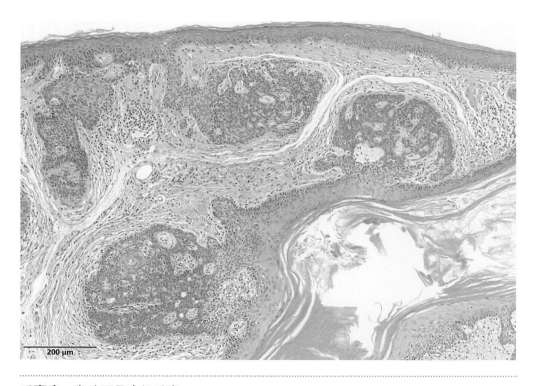

**毛囊瘤：**囊壁可见次级毛囊

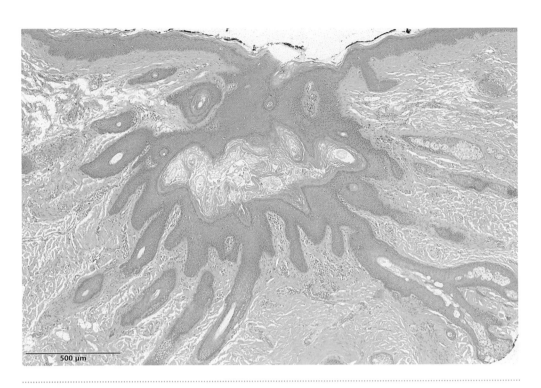

**毛囊瘤：**毛囊漏斗部扩张，长出许多次级毛囊

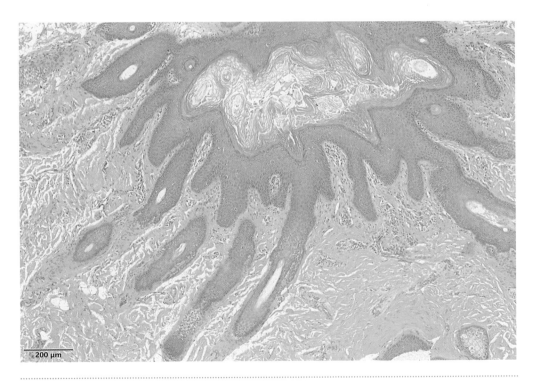

**毛囊瘤：**囊壁可见较多次级毛囊

# 8. 毛囊皮脂腺囊性错构瘤
## Folliculosebaceous cystic harmatoma

- 肿瘤位于真皮内
- 一般不与表皮相连
- 真皮内可见扩张的毛囊漏斗部囊腔，内有角质
- 扩张的囊腔周围有显著增多的皮脂腺
- 肿瘤周围可见裂隙
- 周围基质可见较多的梭形细胞
- 好发于面中部尤其是鼻部
- 为单发的丘疹或结节

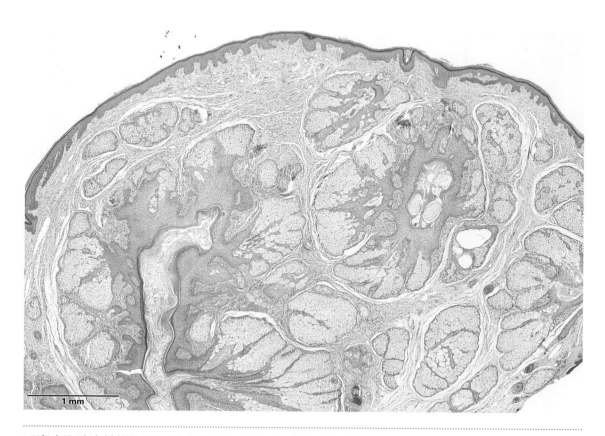

**毛囊皮脂腺囊性错构瘤：**肿瘤位于真皮内，不与表皮相连

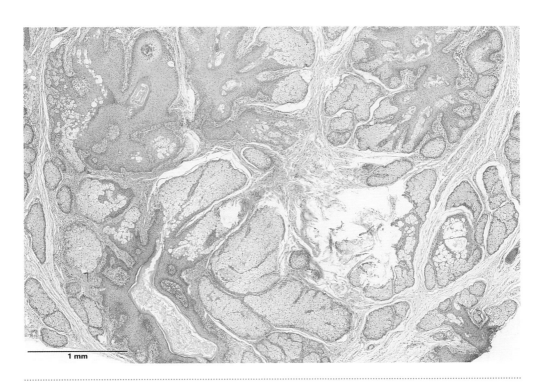

**毛囊皮脂腺囊性错构瘤：**主要为毛囊与皮脂腺

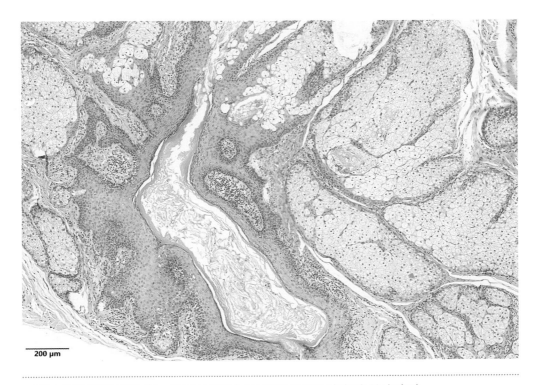

**毛囊皮脂腺囊性错构瘤：**扩张的毛囊漏斗部囊腔周围有较多的皮脂腺

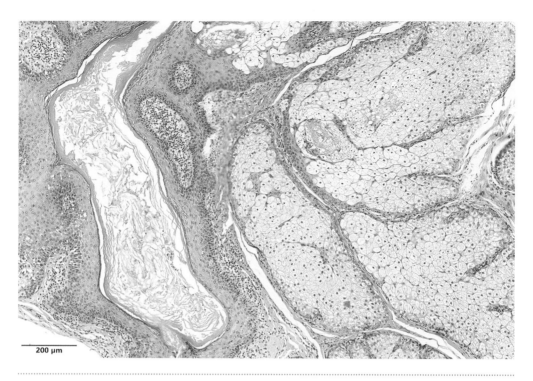

200 μm

**毛囊皮脂腺囊性错构瘤：**囊腔内充满角质

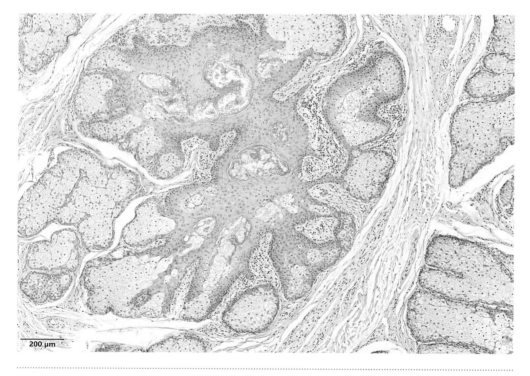

200 μm

**毛囊皮脂腺囊性错构瘤：**肿瘤周围可见较多裂隙

# 9. 毛囊周围纤维瘤
## Perifollicular fibroma

- 是一种少见的毛囊周围的痣样损害
- 真皮内毛囊数目增加，多为毛胚和退化的毛乳头
- 毛囊周围出现同心圆排列的纤维组织，形成洋葱皮样外观
- 纤维组织与周围基质之间有裂隙
- 多发于成年人，好发部位为面部和颈部
- 多为单发皮色的丘疹或结节
- 质地较硬

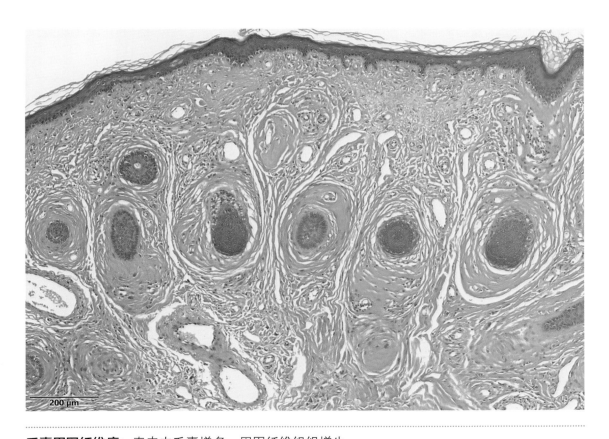

**毛囊周围纤维瘤：**真皮内毛囊增多，周围纤维组织增生

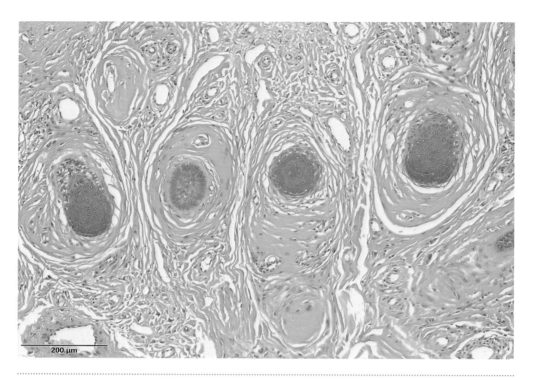

**毛囊周围纤维瘤：** 毛囊周围增生的纤维组织形成洋葱皮样外观，并与周围间质间有裂隙

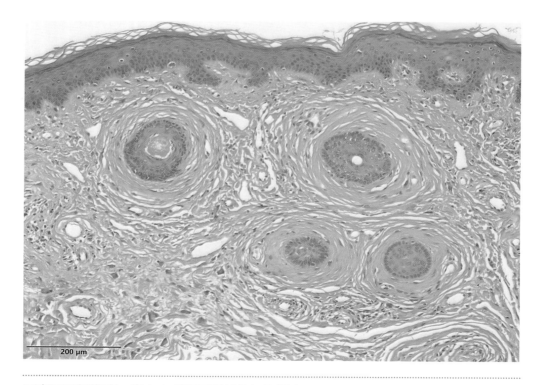

**毛囊周围纤维瘤：** 真皮内毛囊周围纤维组织增生

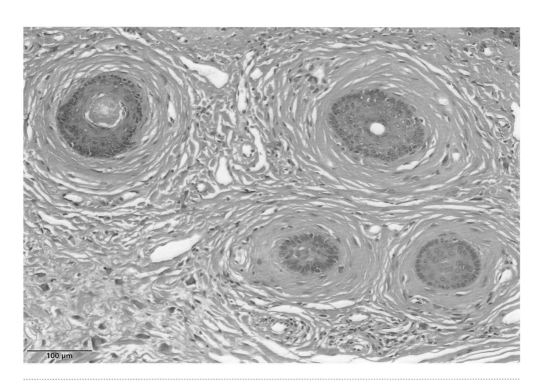

**毛囊周围纤维瘤：** 增生的纤维组织形成洋葱皮样外观

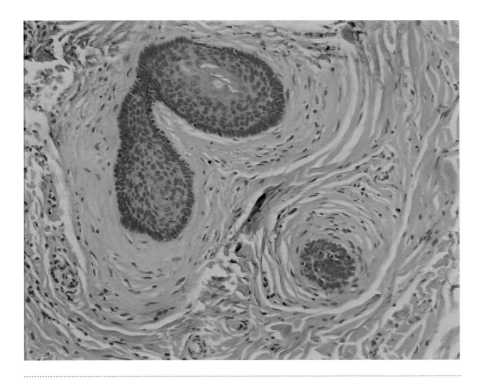

**毛囊周围纤维瘤：** 毛囊周围增生的纤维组织与周围间质间有裂隙

# 10. 毛鞘瘤
## Tricholemmoma

- 肿瘤位于真皮上部，与其上方表皮相连
- 肿瘤周围细胞呈栅栏状排列，中央细胞胞质苍白淡染，呈空泡状
- 胞质苍白的细胞与毛囊外根鞘的细胞形态相似
- 肿瘤团块周围有嗜酸性包膜
- 多见于面部实性丘疹或结节
- 有单发和多发两种类型
- 多发皮损多在在口周、鼻及耳周

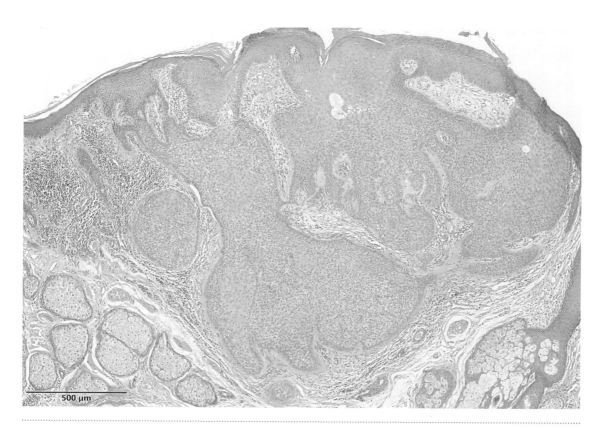

**毛鞘瘤：** 肿瘤位于表皮下方，与表皮相连

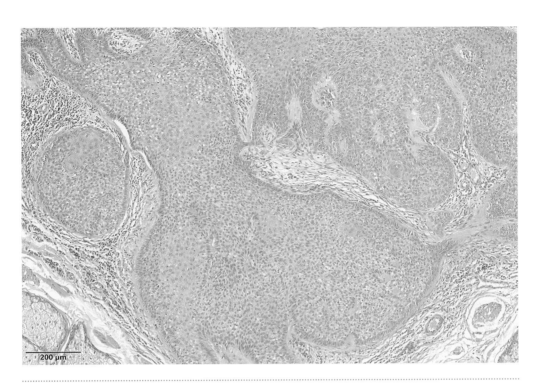

**毛鞘瘤：** 肿瘤周边细胞呈栅栏状排列，中央细胞胞质淡染，细胞较小，肿瘤团块周围有嗜酸性透明带包绕

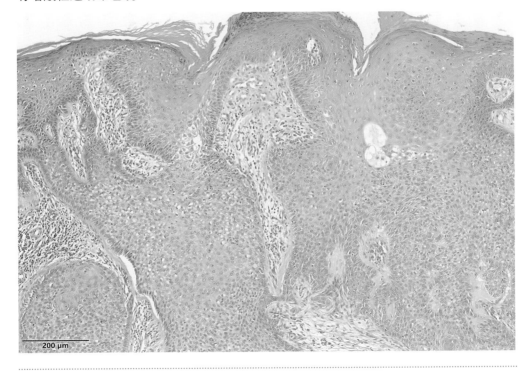

**毛鞘瘤：** 肿瘤与表皮相连，肿瘤团块周围有嗜酸性透明带包绕

# 11. 毛鞘棘皮瘤
## Pilar sheath acanthoma

- 毛囊漏斗明显扩大，可形成囊腔
- 囊腔内为角质
- 囊壁向真皮呈放射状伸出分叶状团块
- 肿瘤团块主要由鳞状上皮细胞组成
- 团块内可出现角囊肿
- 瘤团周边的部分细胞为小基底样细胞，呈栅栏状排列
- 本病好发于面部，特别是上唇
- 小的孤立性肤色丘疹，中央有毛孔样开口，内有角质而无毛发

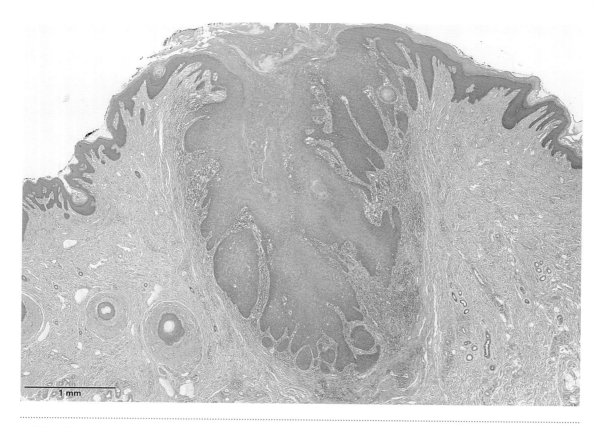

**毛鞘棘皮瘤**：毛囊漏斗部扩大，自毛囊壁向真皮内呈放射状长出肿瘤团块

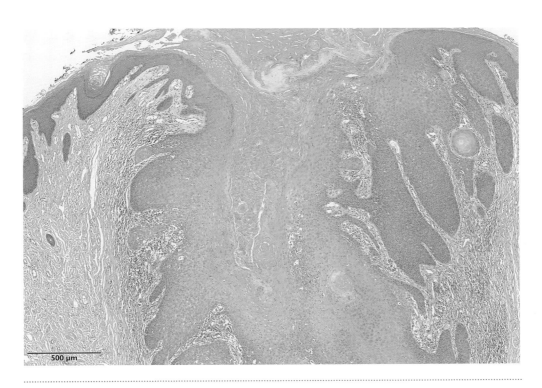

**毛鞘棘皮瘤：**毛囊漏斗部扩大，内充满角质

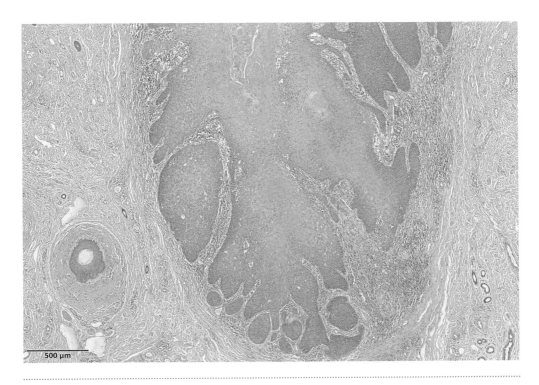

**毛鞘棘皮瘤：**呈分叶状团块

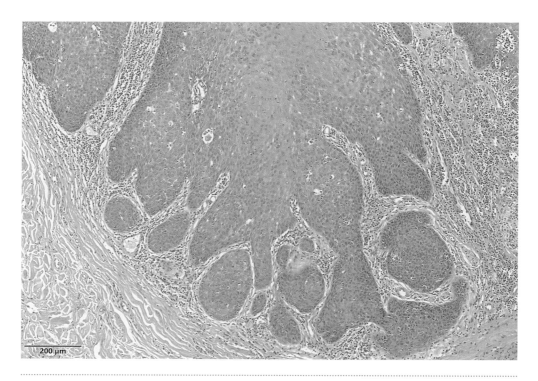

**毛鞘棘皮瘤：**肿瘤由鳞状细胞组成

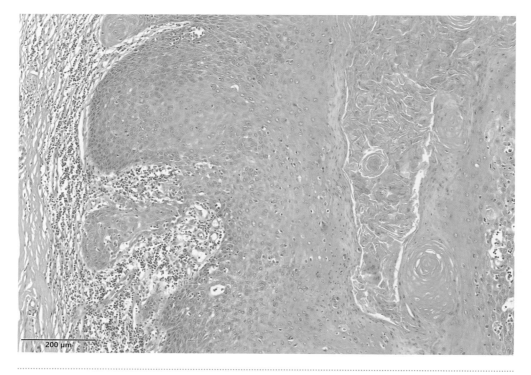

**毛鞘棘皮瘤：**肿瘤主要为鳞状细胞，周边细胞为小基底样细胞，呈栅栏状排列

# 12. 毛发腺瘤
Trichoadenoma

- 虽然称为腺瘤，实际上是毛囊漏斗部肿瘤
- 表现为多数角囊肿
- 囊壁由鳞状上皮组成，有颗粒层，厚薄不一
- 囊腔内可见角质
- 可见嗜酸性胞浆上皮组成的细胞岛，中央无角化
- 多为成人面部的单发结节

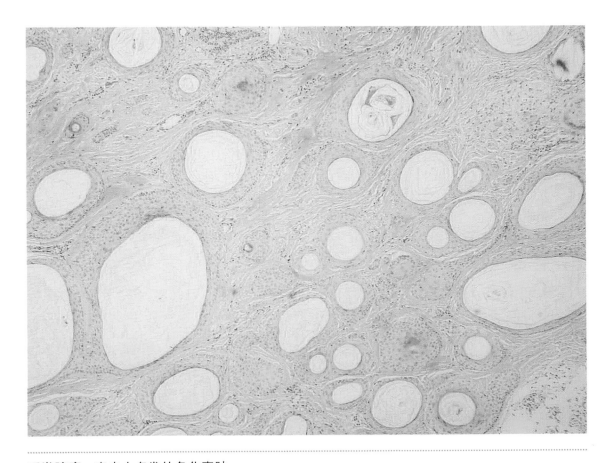

**毛发腺瘤**：真皮内多发的角化囊肿

# 13. 反转性毛囊角化症
## Inverted follicular keratosis

- 为毛囊漏斗部的肿瘤
- 有人认为该病是脂溢性角化的特殊类型
- 肿瘤呈内生性生长，自表皮向真皮内延伸
- 呈小叶状或指状
- 每一个小叶主要由鳞状上皮组成，可见基底样细胞
- 肿瘤团块内可见鳞状窝或角囊肿
- 肿瘤团块上方的表皮角化过度
- 多发生在老年面颊和上唇
- 多表现为单发丘疹或结节

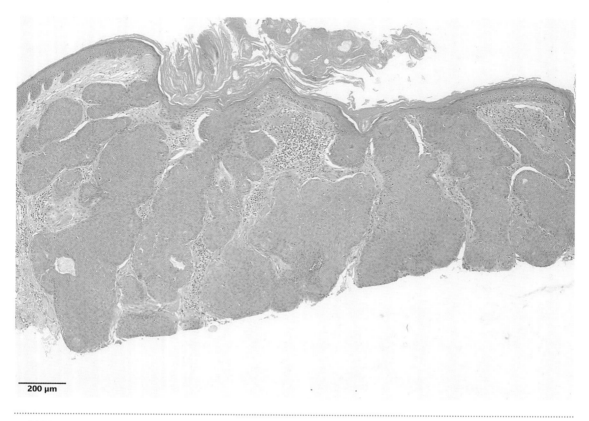

200 μm

**反转性毛囊角化症：**肿瘤呈小叶状向真皮内生长

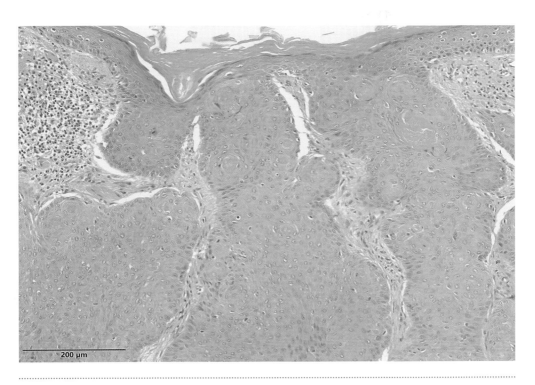

**反转性毛囊角化症：**可见角囊肿及鳞状窝

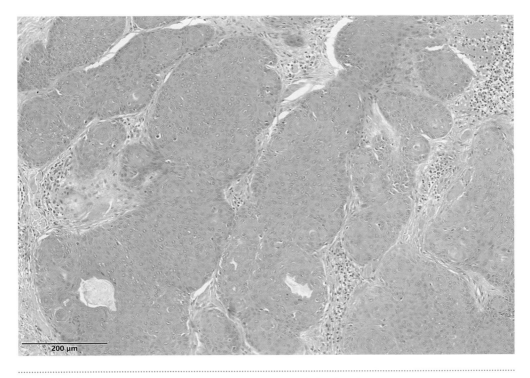

**反转性毛囊角化症：**主要由鳞状细胞组成，可见基底样细胞

# 14. 毛囊漏斗部肿瘤
## Tumor of the follicular infundibulum

- 虽然称为毛囊漏斗部肿瘤，实际上肿瘤来源于毛囊峡部
- 为表皮下方肿瘤
- 肿瘤由细胞条索组成
- 细胞条索相互交织，并与表皮相连，也可与毛囊相连
- 肿瘤细胞胞质淡染
- 周边主要为基底样细胞，呈栅栏状排列
- 肿瘤细胞一般无明显的异型性
- 肿瘤条索周围可见丰富的结缔组织间质
- 在病理上应与基底细胞癌鉴别
- 有人认为毛囊漏斗部肿瘤是向毛囊分化的基底细胞癌
- 表现为单发的轻度角化的丘疹
- 好发于头颈部

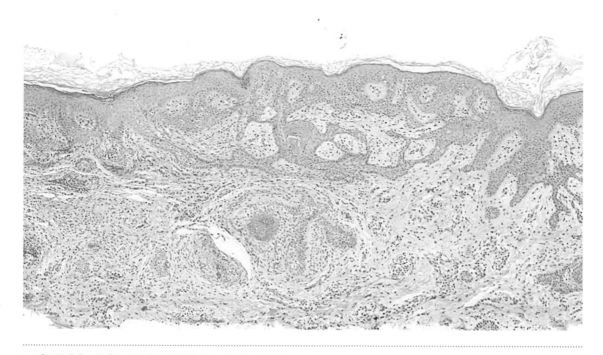

**毛囊漏斗部肿瘤：** 表皮下方肿瘤，与表皮相连

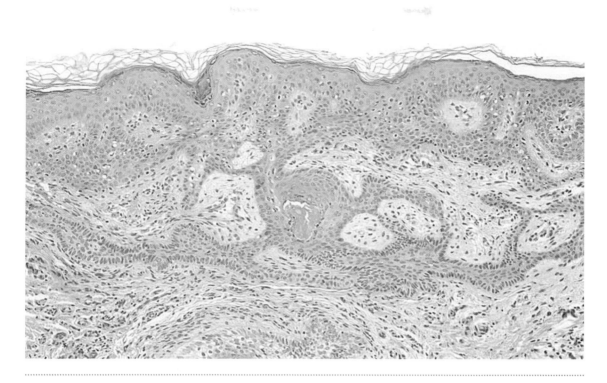

**毛囊漏斗部肿瘤：**肿瘤呈条索状

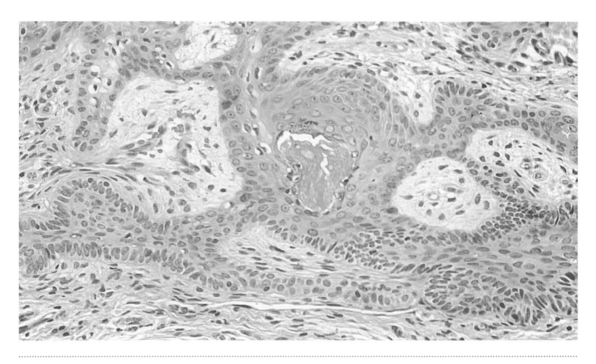

**毛囊漏斗部肿瘤：**肿瘤细胞为基底样细胞，胞质淡染，周边细胞呈栅栏状排列

# 15. 毛母质瘤
## Pilomatricoma

- 位于真皮甚至皮下，不与表皮相连
- 肿瘤境界清楚
- 肿瘤由具有嗜碱性基底样细胞、影细胞以及过渡细胞组成
- 可见钙化
- 可见异物肉芽肿反应
- 好发于头颈部
- 单发皮肤或皮下的结节
- 正常皮色或呈暗红色，质硬

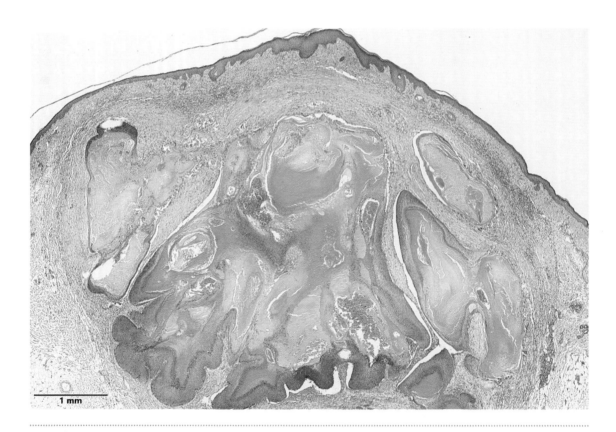

**毛母质瘤：**真皮内肿瘤，不与表皮相连

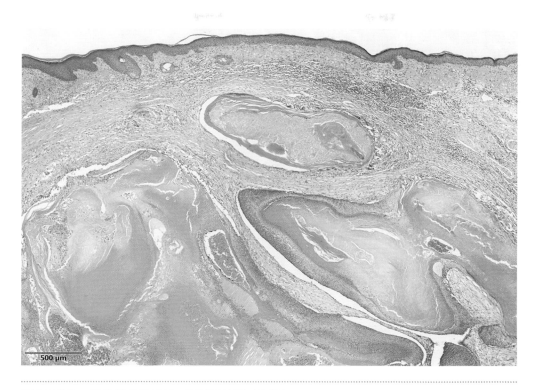

**毛母质瘤：**低倍镜下可见红蓝相间的肿瘤团块

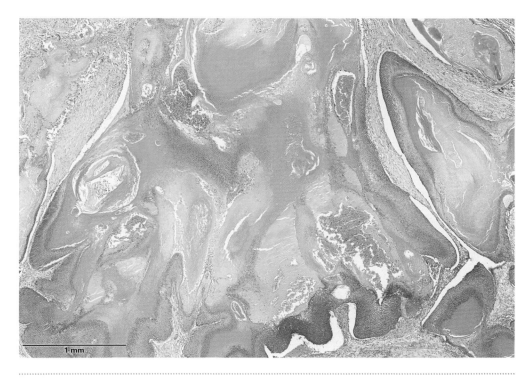

**毛母质瘤：**低倍镜下可见红蓝相间的肿瘤团块

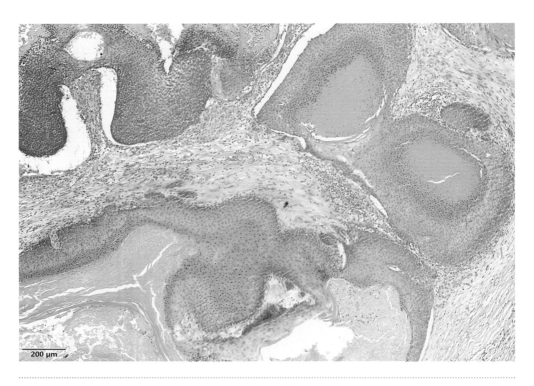

**毛母质瘤：**蓝色肿瘤团块主要由嗜碱性基底样细胞组成

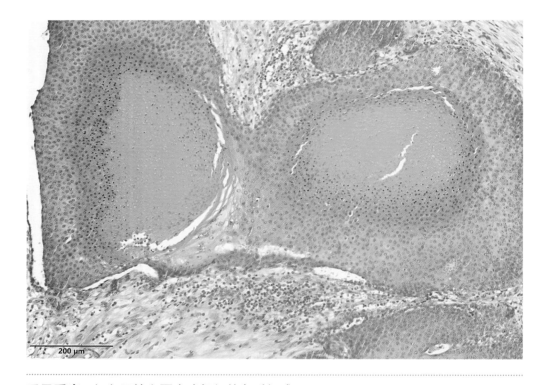

**毛母质瘤：**红色团块主要由嗜伊红的角质组成

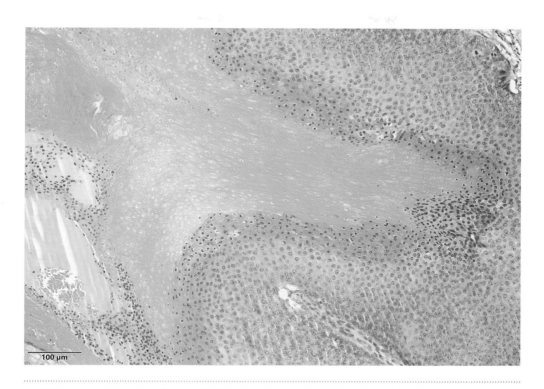

**毛母质瘤：** 嗜伊红的角质内可见影细胞，蓝色团块由基底样细胞组成

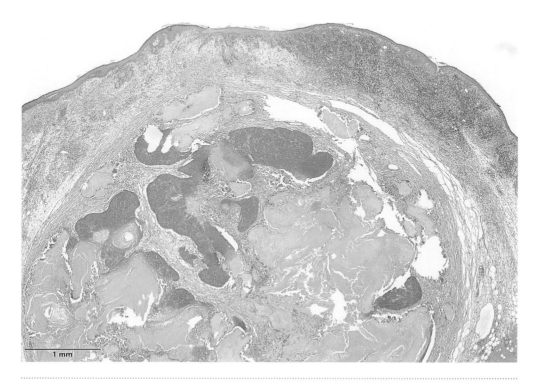

**毛母质瘤：** 真皮内肿瘤，不与表皮相连

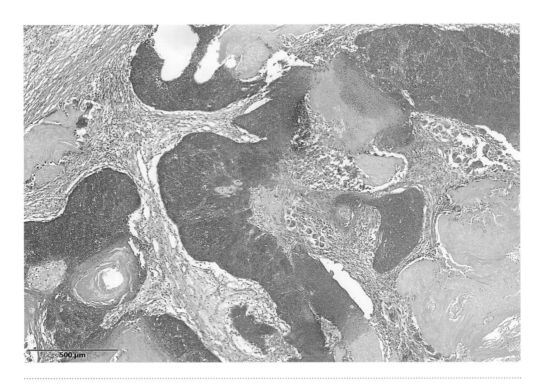

**毛母质瘤：**肿瘤由红蓝相间的团块组成

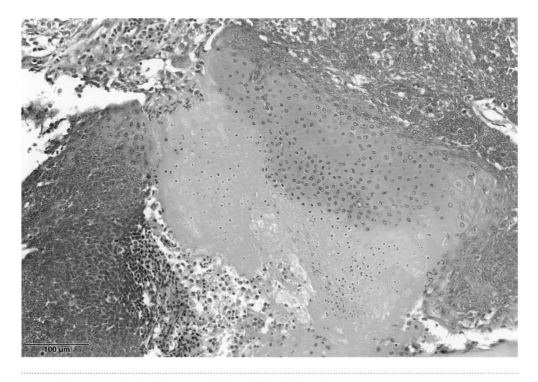

**毛母质瘤：**可见嗜碱细胞以及细胞核固缩的过渡细胞

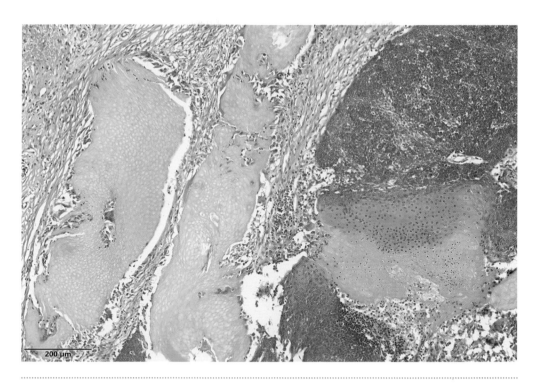

**毛母质瘤：**可见小的嗜碱性钙化灶

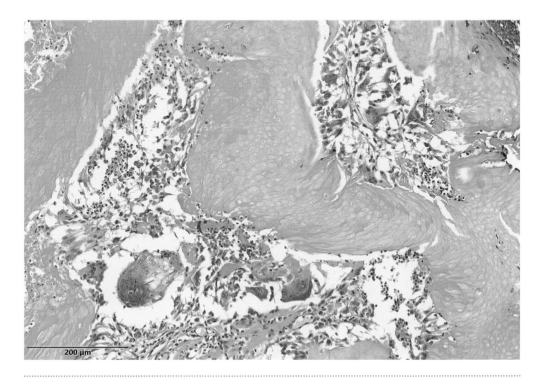

**毛母质瘤：**可见异物肉芽肿反应

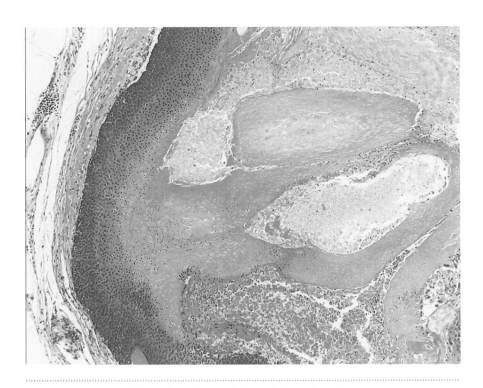

**毛母质瘤：**嗜碱性基底样细胞及细胞核固缩的过渡细胞

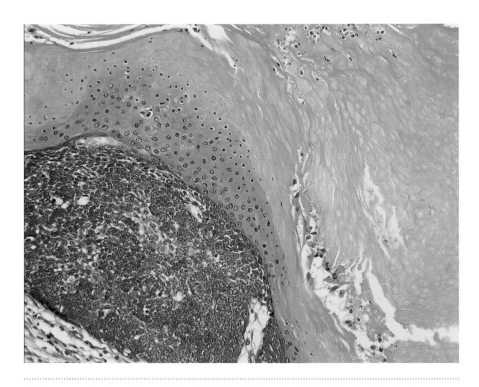

**毛母质瘤：**嗜碱性基底样细胞与影细胞之间可见细胞核固缩的过渡细胞

# 16. 扩张孔
Dilated pore

- 毛囊漏斗部明显向下扩张呈囊腔状
- 囊腔内充满角质
- 囊壁表皮嵴呈不规则条索或芽蕾状向周围间质内增生
- 好发于中年男性
- 单发丘疹或结节，中央有开口，内有角质

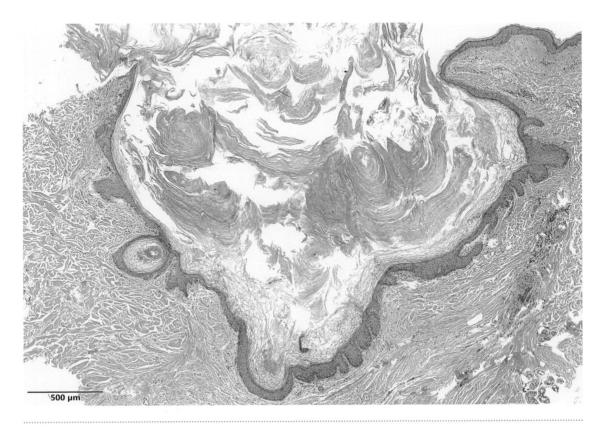

500 μm

**扩张孔：** 毛囊漏斗部扩张呈囊腔状，内充满角质

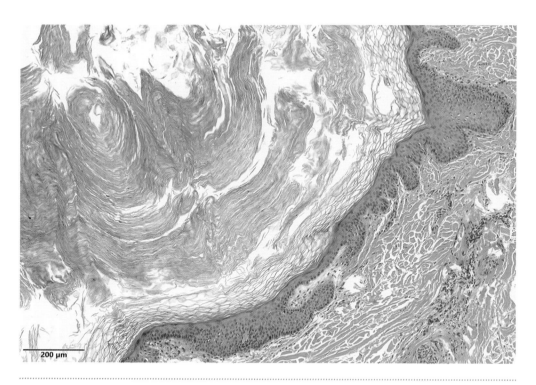

**扩张孔：**囊腔内充满角质，囊壁上皮向真皮内增生

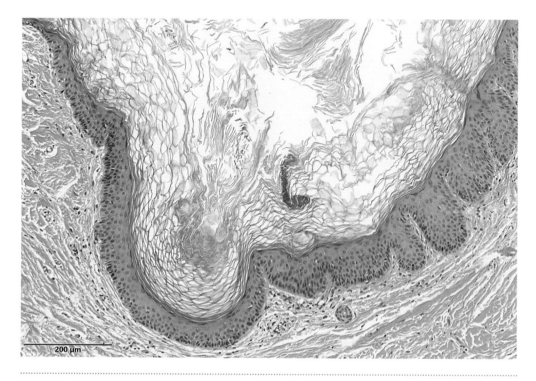

**扩张孔：**囊壁有芽蕾状结构伸入周围间质

# 17. 表皮囊肿
Epidermal cyst

- 为毛囊漏斗部囊肿
- 位于真皮内
- 囊壁为表皮样上皮，有颗粒层
- 囊腔内为角质
- 囊肿破裂时可出现异物肉芽肿反应
- 中青年多见
- 好发于面颈及躯干
- 表现为单发圆顶状肿物，表面可有开口

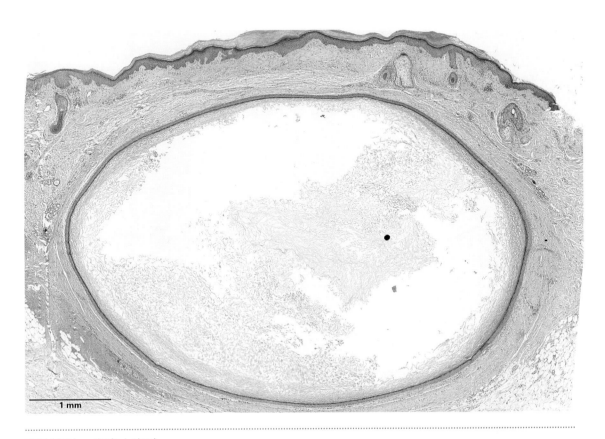

1 mm

**表皮囊肿：**真皮内囊肿

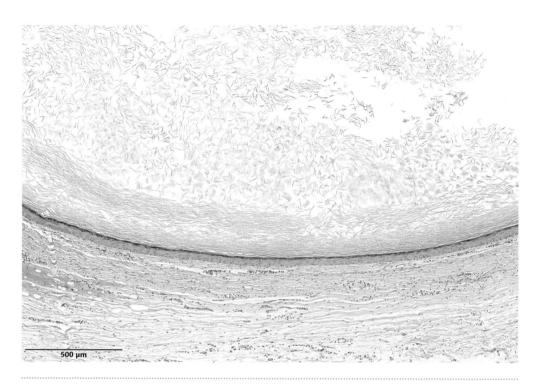

500 µm

**表皮囊肿：** 囊腔内为角质

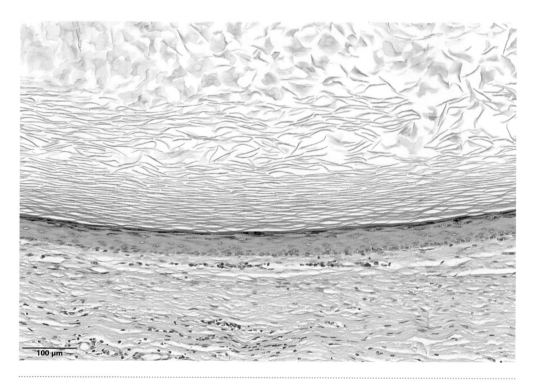

100 µm

**表皮囊肿：** 囊壁为表皮样上皮，有颗粒层

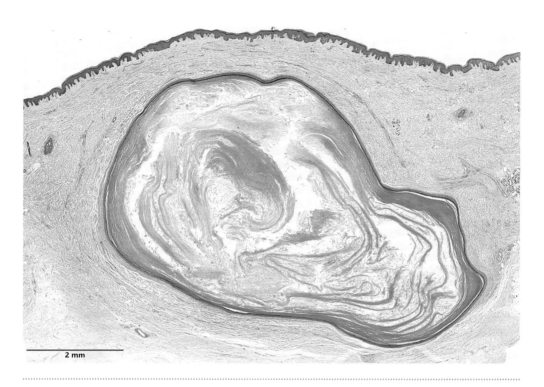

**表皮囊肿：** 真皮内囊肿

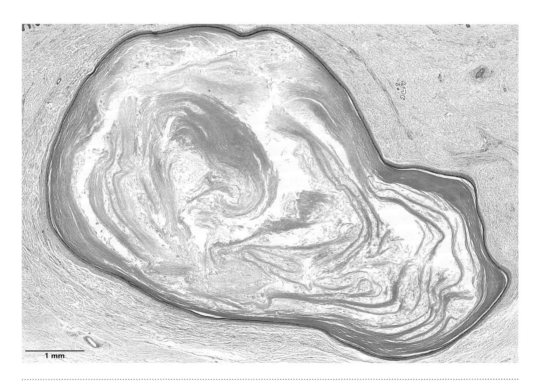

**表皮囊肿：** 真皮内囊肿

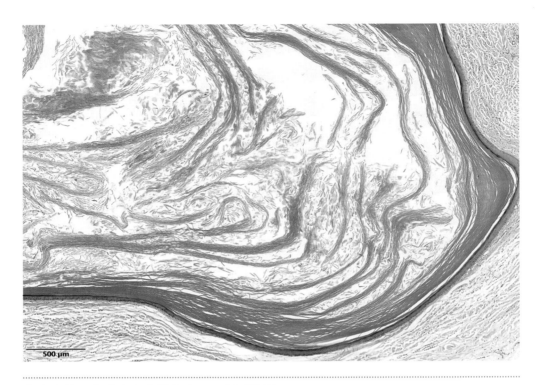

**表皮囊肿：** 囊壁为表皮样上皮，可见颗粒层

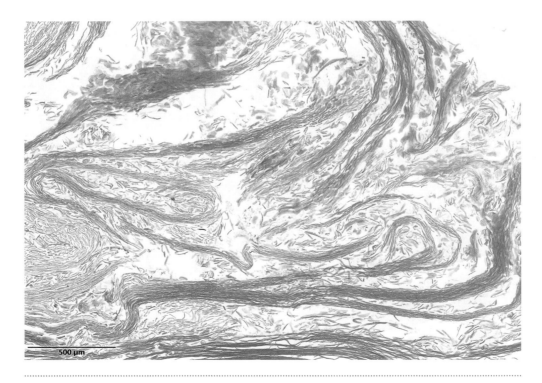

**表皮囊肿：** 囊腔内为角质

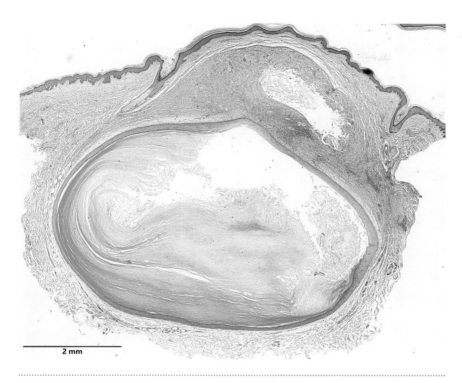

**表皮囊肿：**真皮内囊肿，周围可见异物肉芽肿反应

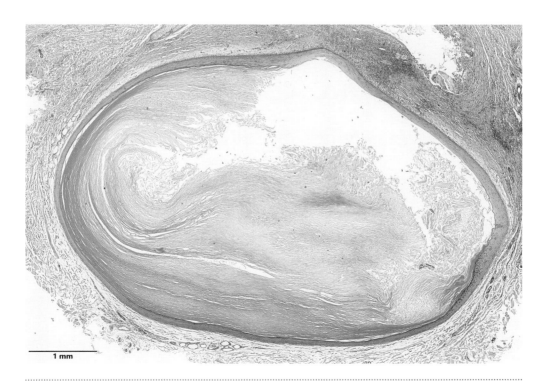

**表皮囊肿：**囊腔内为角质

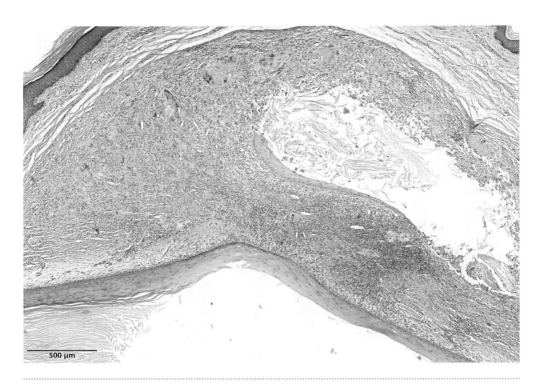

**表皮囊肿：** 囊肿周围可见异物肉芽肿反应

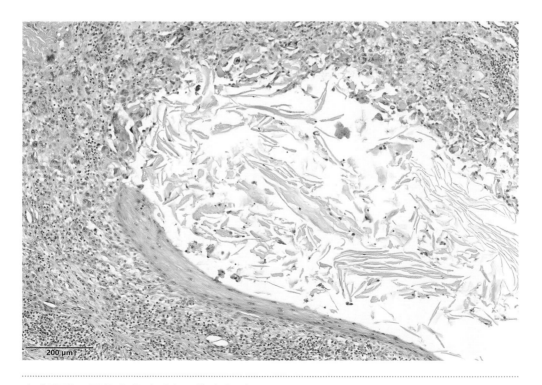

**表皮囊肿：** 异物肉芽肿反应围绕在角质周围

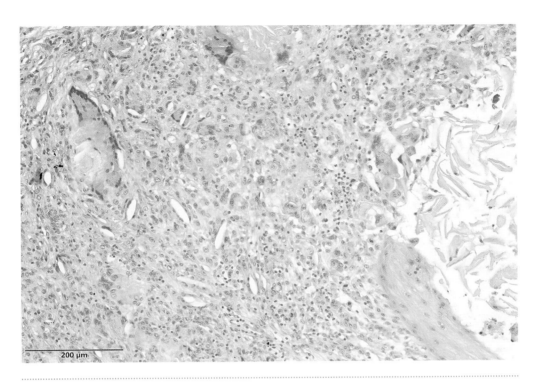

**表皮囊肿：**可见多核巨细胞及胆固醇裂隙

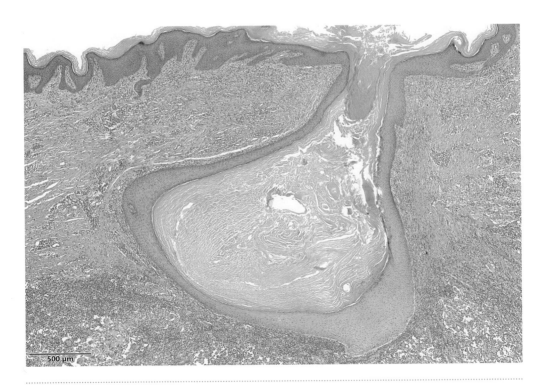

**表皮囊肿：**真皮内囊肿，开口于表皮

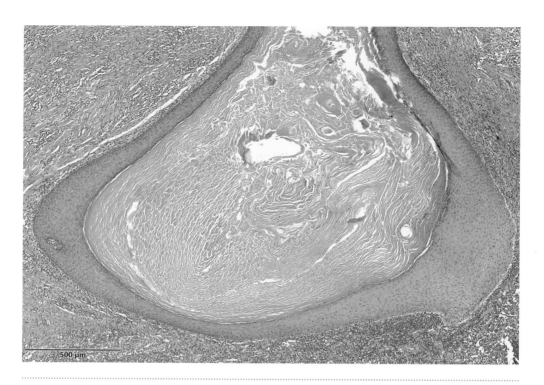

**表皮囊肿：** 囊肿周围可见异物肉芽肿反应

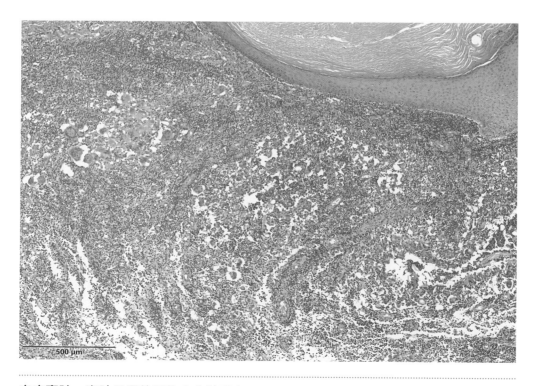

**表皮囊肿：** 囊肿周围的异物肉芽肿反应

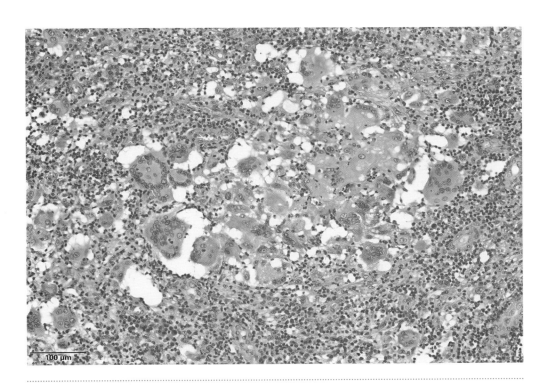

**表皮囊肿：** 可见多核巨细胞

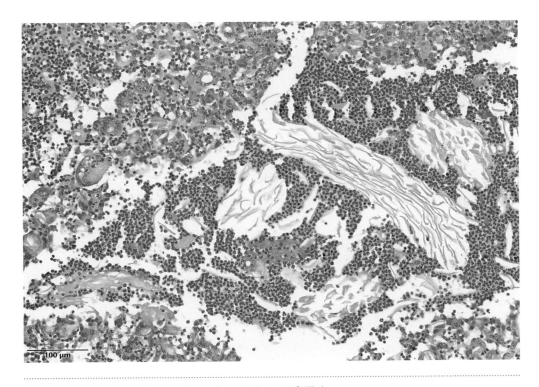

**表皮囊肿：** 角质及周围中性粒细胞、多核巨细胞浸润

# 18. 粟丘疹
## Milium

- 表现为小的表皮囊肿
- 位置浅表，位于真皮浅层
- 可单发也可多发
- 好发于眼睑、眼周、女性外阴
- 黄白色实性小丘疹

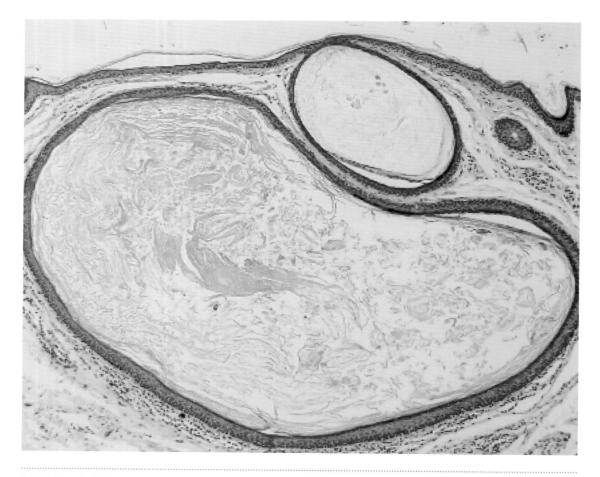

**粟丘疹：** 真皮浅层可见 2 个表皮囊肿，囊壁内侧可见颗粒层

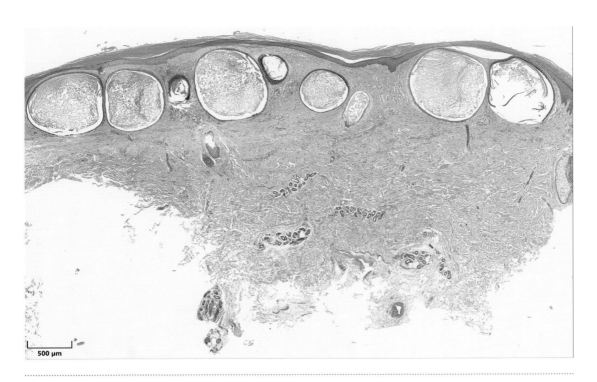

**粟丘疹：** 真皮浅层多发的表皮囊肿

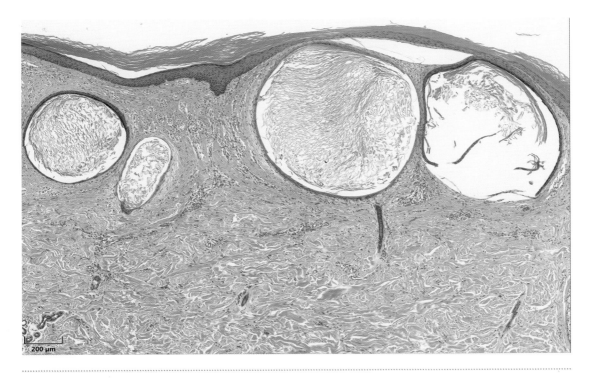

**粟丘疹：** 真皮浅层多发的表皮囊肿，接近表皮

# 19. 毛发囊肿
## Pilar cyst

- 又称外毛根鞘囊肿（Trichilemmal cyst）
- 囊肿位于真皮内
- 囊壁最外层是栅栏状排列的基底样细胞，逐渐移行到鳞状上皮
- 近囊腔的细胞较大，有丰富淡染的胞质
- 囊腔是均一红染致密的角质物
- 囊腔内容物常出现钙化
- 囊腔内常可见胆固醇裂隙
- 好发于头皮
- 为单一球形肿物

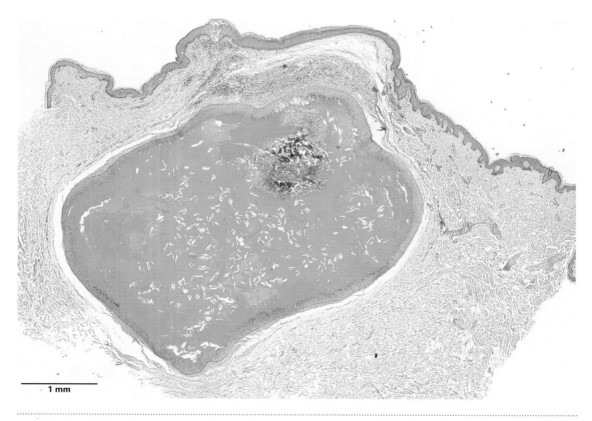

1 mm

**毛发囊肿：**真皮内囊肿

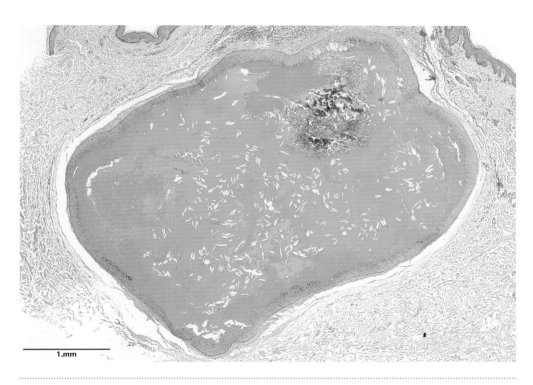

**毛发囊肿：**囊肿内含角质及胆固醇裂隙，可见钙化

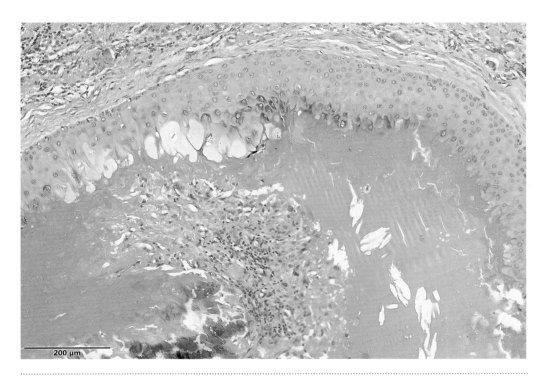

**毛发囊肿：**囊腔内壁可见大的胞质淡染的细胞

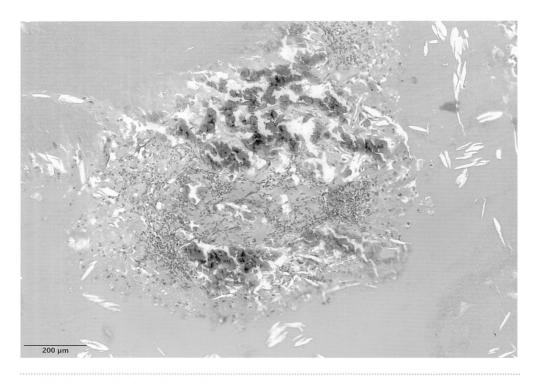

**毛发囊肿：**可见钙化及胆固醇裂隙

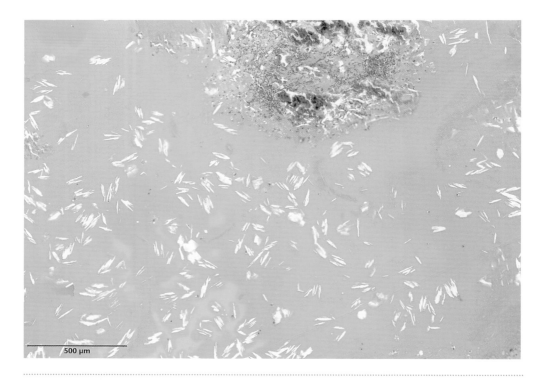

**毛发囊肿：**胆固醇裂隙及钙化

# 20. 色素性毛囊囊肿
## Pigmented follicular cyst

- 囊肿位于真皮内
- 囊壁由角化的复层鳞状上皮组成
- 囊壁可出现皮突甚至真皮乳头（表皮囊肿不出现）
- 囊肿内含层状的角质和着色的毛干
- 好发于成年男性头颈部
- 为蓝褐色丘疹
- 多单发，也可多发

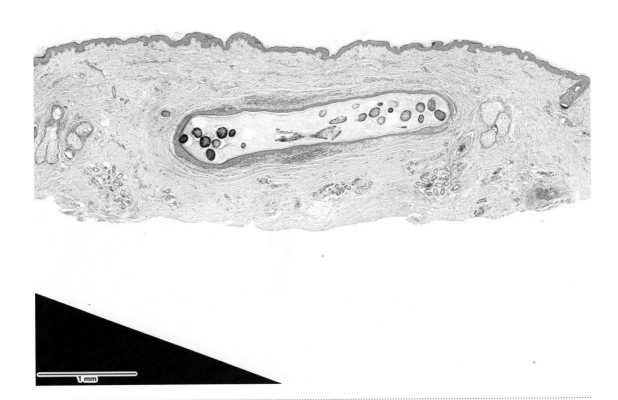

1 mm

**色素性毛囊囊肿：**真皮内囊肿

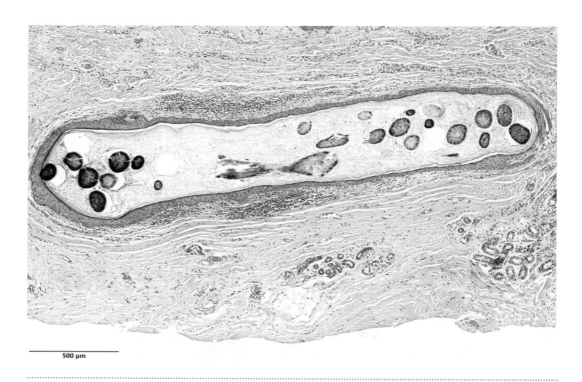

**色素性毛囊囊肿：**囊腔内可见角质及着色的毛干

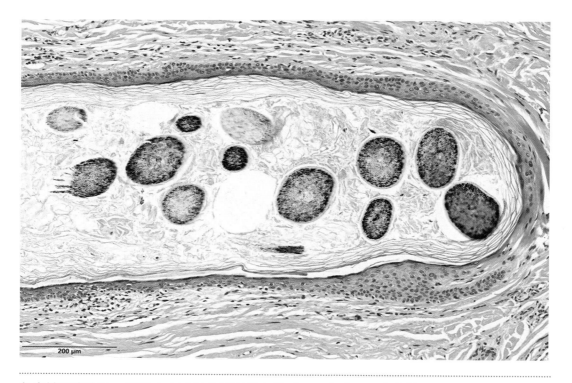

**色素性毛囊囊肿：**囊腔中内可见角质及着色的毛干，囊壁可见皮突样结构

# 第二章 皮脂腺肿瘤
# Tumors of Sebaceous Gland

- 皮脂腺痣
  Sebaceous nevus
- 皮脂腺增生症
  Sebaceous hyperplasia
- 皮脂腺腺瘤
  Sebaceous adenoma

- 皮脂腺上皮瘤
  Sebaceous epithelioma
- 皮脂腺癌
  Sebaceous carcinoma
- 多发性脂囊瘤
  Multiple steatocystoma

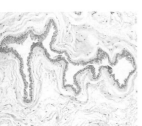
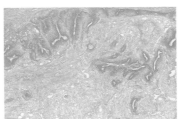
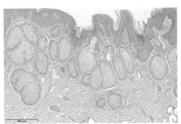
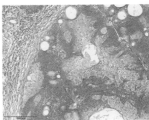

# 1. 皮脂腺痣
## Sebaceous nevus

- 表皮角化过度，乳头瘤样增生
- 皮脂腺数量在不同的时期不同，可正常、增多或减少
- 毛囊的数量减少
- 可并发多种皮肤肿瘤，多为汗腺及毛囊肿瘤
- 下方真皮内可见顶泌汗腺
- 多出生即存在
- 好发于头皮
- 表现为淡黄色的斑块

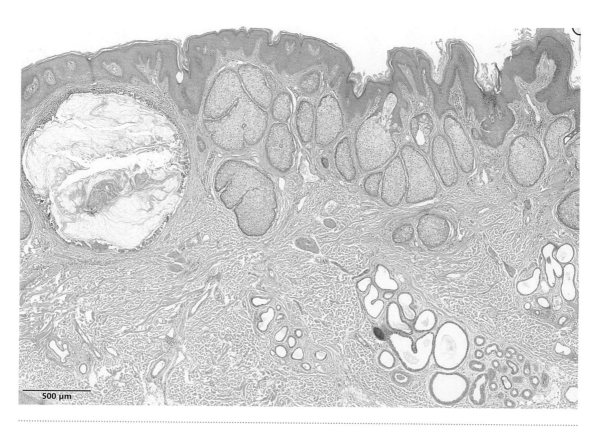

500 μm

**皮脂腺痣：** 表皮角化过度伴乳头瘤样增生，真皮内皮脂腺增生

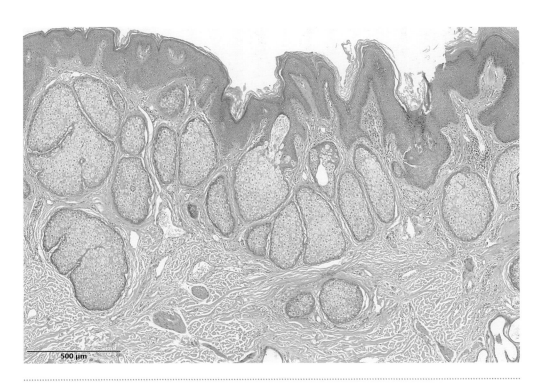

**皮脂腺痣：** 真皮内皮脂腺增生，毛囊明显减少

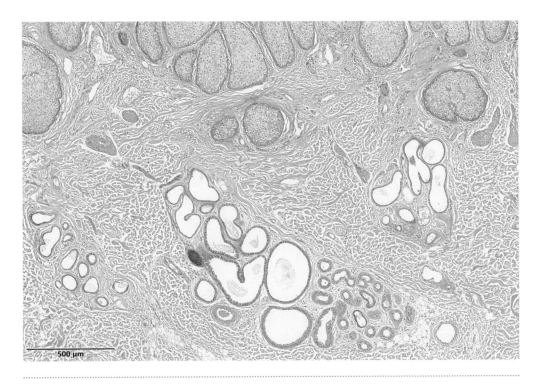

**皮脂腺痣：** 增生的皮脂腺下方可见顶泌汗腺

# 2. 皮脂腺增生症
## Sebaceous hyperplasia

- 真皮内单个增生的皮脂腺
- 增生的皮脂腺位置浅，小叶数目多
- 通过中央导管与毛囊漏斗部相连
- 好发于中老年人
- 表现为孤立的淡黄色的丘疹或结节，中央有凹陷

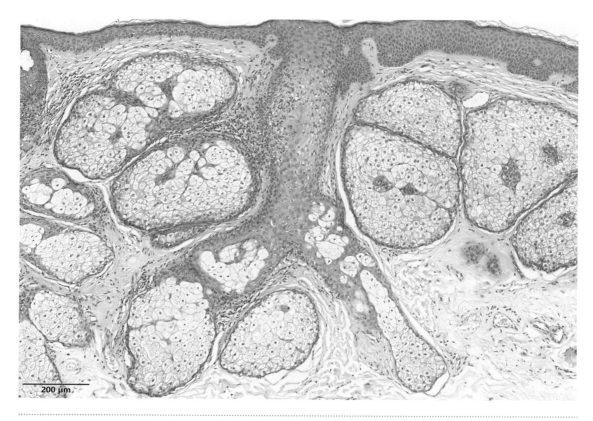

**皮脂腺增生症：**增生的皮脂腺小叶围绕毛囊生长，主要位于真皮浅层

# 3. 皮脂腺腺瘤
Sebaceous adenoma

- 肿瘤位于真皮内
- 由多个小叶组成
- 单个小叶类似正常的皮脂腺结构
- 肿瘤由基底样细胞和成熟的皮脂腺细胞组成，皮脂腺细胞多于基底样细胞
- 可见囊腔，内含皮脂
- 好发于面部及头皮
- 为单发橘黄色的丘疹或结节

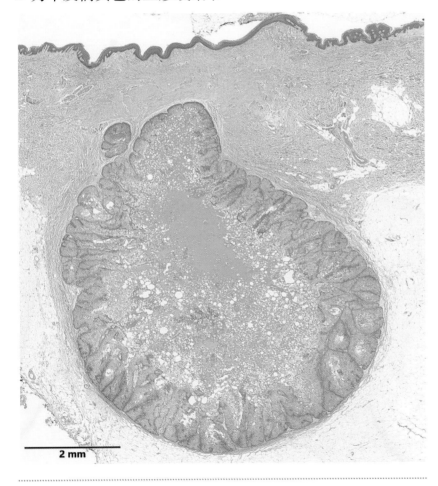

2 mm

**皮脂腺腺瘤：**肿瘤位于真皮内

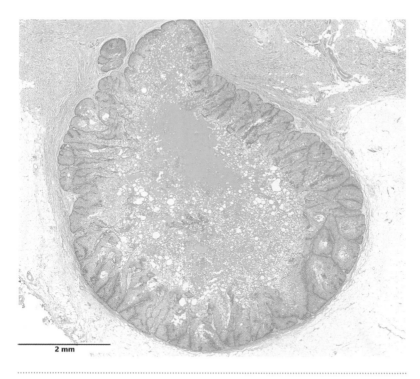

2 mm

**皮脂腺腺瘤：**由较多小叶组成，中间为囊腔

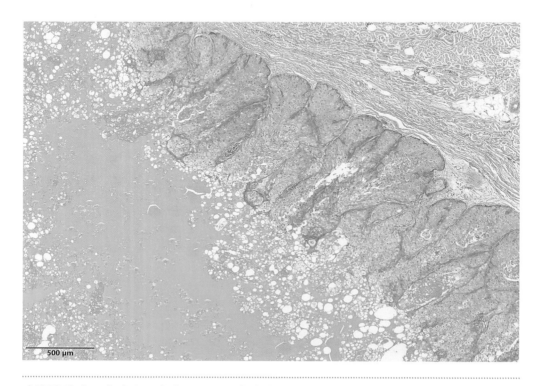

500 μm

**皮脂腺腺瘤：**囊腔内为皮脂，周围为皮脂腺小叶

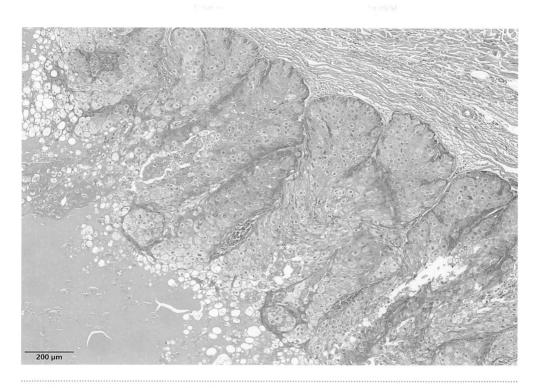

**皮脂腺腺瘤：** 单个小叶似正常皮脂腺结构

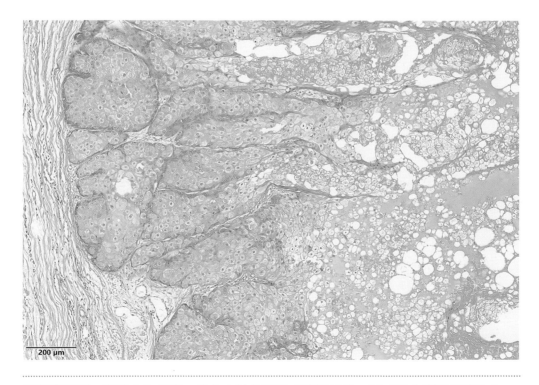

**皮脂腺腺瘤：** 囊腔内为皮脂，单个小叶为正常皮脂腺结构，以成熟皮脂腺细胞为主

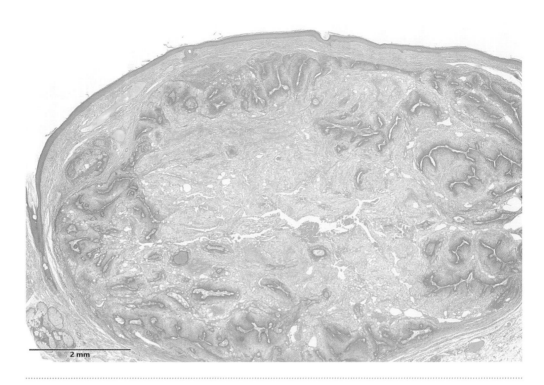

**皮脂腺腺瘤：** 真皮内肿瘤，中央为囊腔，周围为皮脂腺小叶

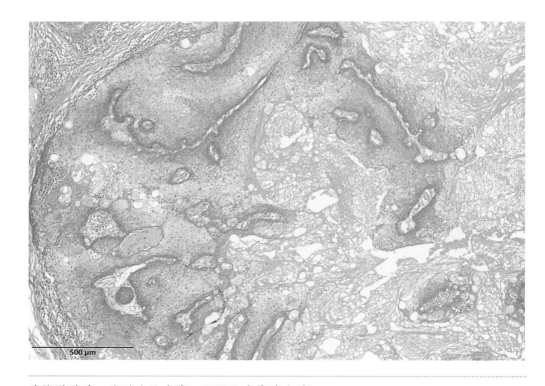

**皮脂腺腺瘤：** 囊腔内为皮脂，周围为皮脂腺小叶

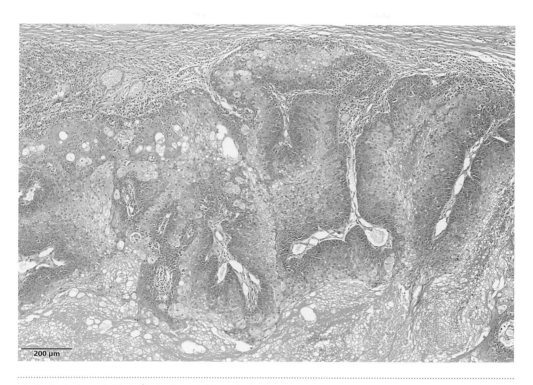

**皮脂腺腺瘤：** 由基底样细胞和成熟的皮脂腺细胞组成，二者数量大致相同

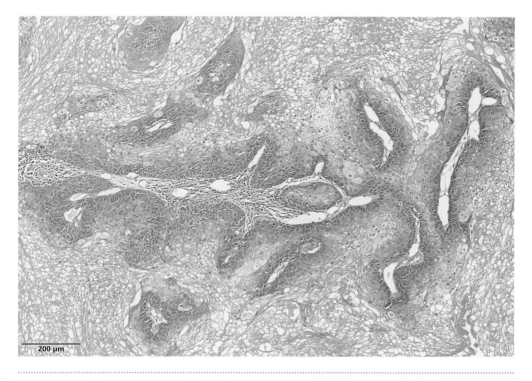

**皮脂腺腺瘤：** 由基底样细胞和成熟的皮脂腺细胞组成，二者数量大致相同

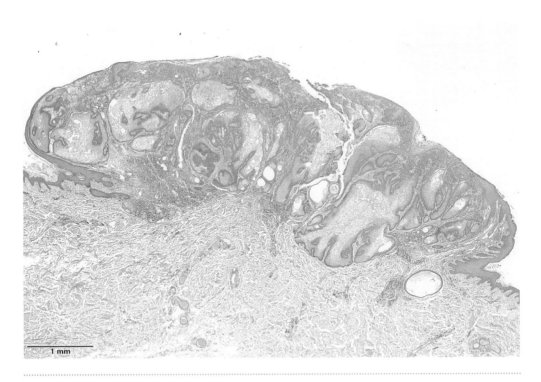

**皮脂腺腺瘤：**真皮内肿瘤，部分与表皮相连，由皮脂腺小叶组成

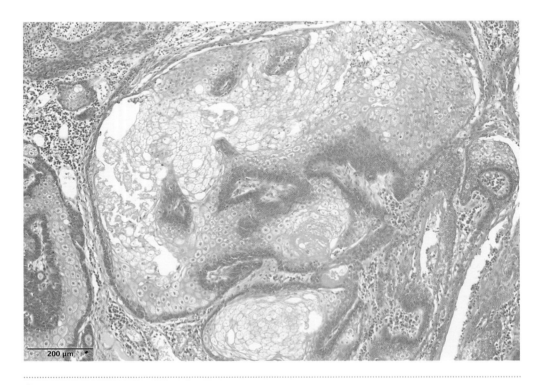

**皮脂腺腺瘤：**皮脂腺小叶中成熟的皮脂腺细胞略多于基底样细胞

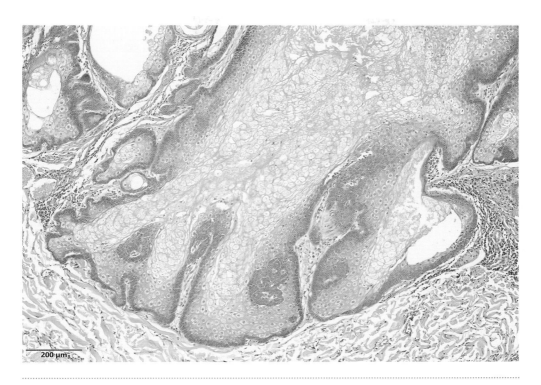

**皮脂腺腺瘤：** 每个皮脂腺小叶中成熟的皮脂腺细胞多于基底样细胞

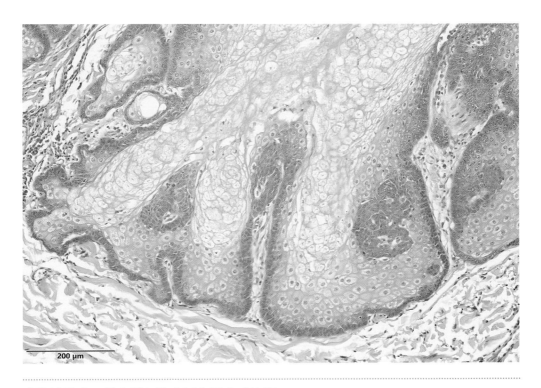

**皮脂腺腺瘤：** 基底样细胞主要位于小叶边缘

# 4. 皮脂腺上皮瘤
## Sebaceous epithelioma

- 又称为皮脂腺瘤（sebaceoma）
- 肿瘤界限清楚
- 可与表皮相连
- 瘤体由基底样细胞、成熟的皮脂腺细胞以及介于两者之间的过渡细胞组成，一般不形成皮脂腺小叶结构
- 基底样细胞比例高于皮脂腺细胞
- 基底样细胞多位于瘤细胞团块的边缘
- 成熟的脂肪细胞多位于瘤体的中央
- 瘤体内可见含有皮脂的囊腔
- 好发于老年人的前额
- 为单发的橘黄色的丘疹或结节

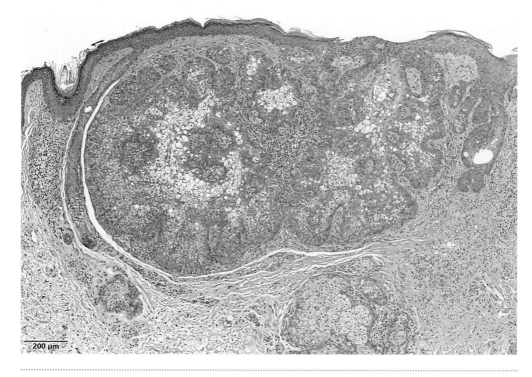

**皮脂腺上皮瘤：**真皮上部肿瘤，与表皮相连

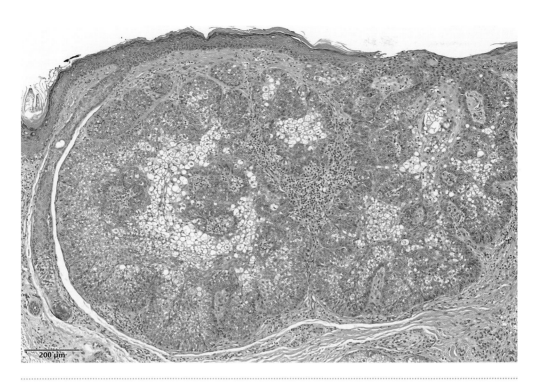

**皮脂腺上皮瘤：**由基底样细胞和成熟皮脂腺细胞组成，未见明显皮脂腺小叶结构

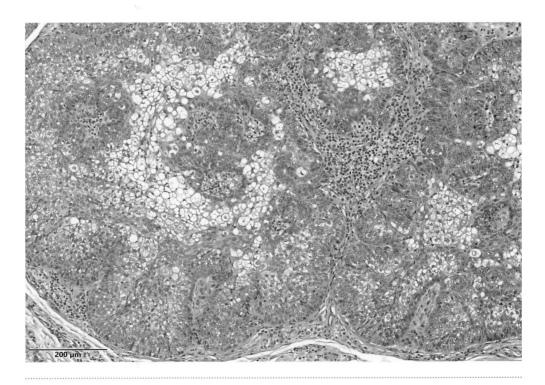

**皮脂腺上皮瘤：**基底样细胞多于皮脂腺细胞

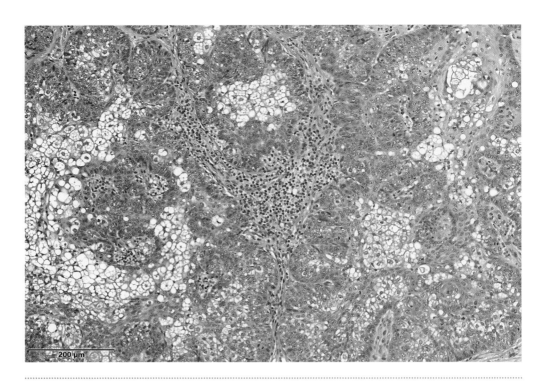

**皮脂腺上皮瘤：**基底样细胞多位于肿瘤团块的边缘

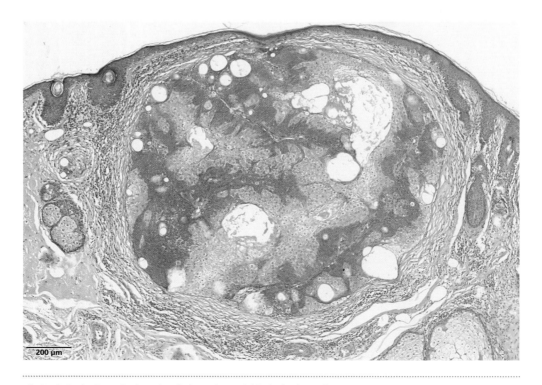

**皮脂腺上皮瘤：**真皮上部肿瘤，未见成熟皮脂腺小叶结构

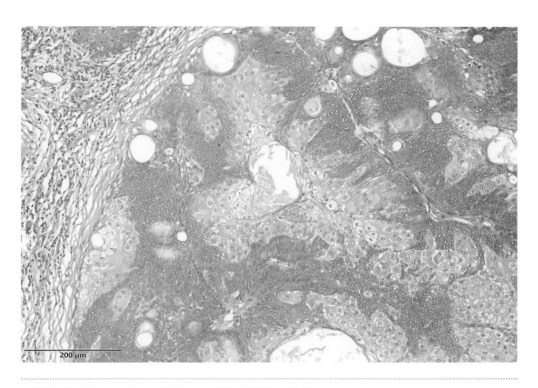

**皮脂腺上皮瘤：** 由基底样细胞和成熟皮脂腺细胞组成

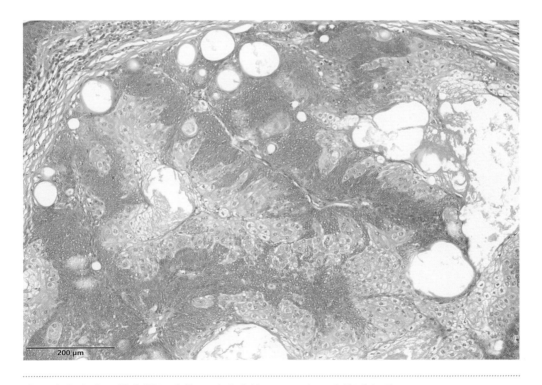

**皮脂腺上皮瘤：** 基底样细胞位于肿瘤边缘，明显多于皮脂腺细胞

# 5. 皮脂腺癌
## Sebaceous carcinoma

- 肿瘤细胞由基底样细胞及皮脂腺细胞组成
- 肿瘤细胞的形态与主要的细胞的类型有关，可以是基底样细胞为主，也可以皮脂腺细胞为主
- 恶性程度与肿瘤细胞的分化程度有关
- 好发于老年人头面部
- 为大小不等隆起皮面的肿物，表面常有溃疡

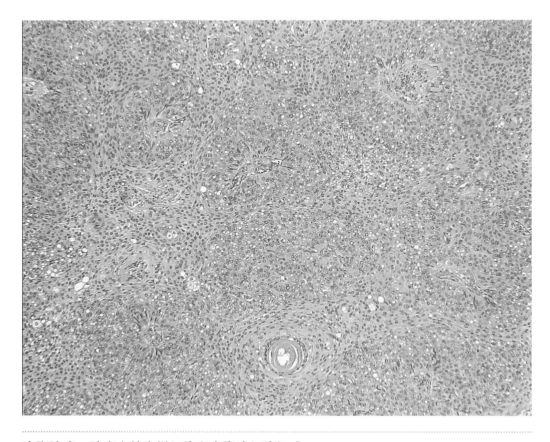

**皮脂腺癌：**肿瘤由基底样细胞和皮脂腺细胞组成

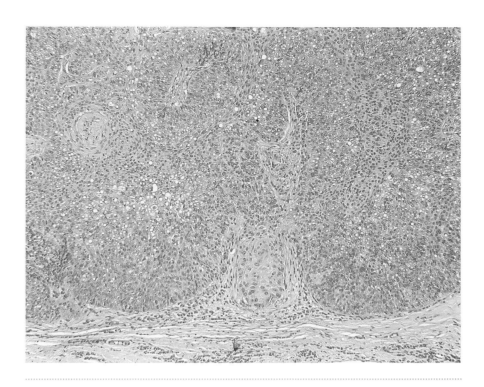

**皮脂腺癌:** 肿瘤由基底样细胞和皮脂腺细胞组成,基底样细胞为主

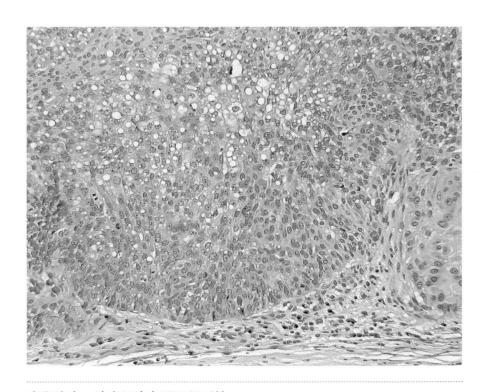

**皮脂腺癌:** 肿瘤细胞有明显异型性

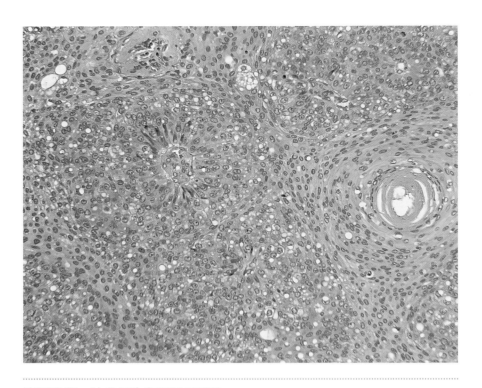

**皮脂腺癌：** 肿瘤细胞有明显异型性

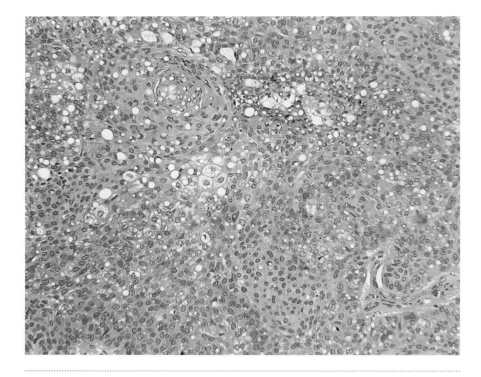

**皮脂腺癌：** 可见异型细胞

# 6. 多发性脂囊瘤
## Multiple steatocystoma

- 位于真皮内
- 为皮脂腺导管囊肿
- 囊壁与皮脂腺导管结构相同
- 囊壁由复层鳞状上皮构成，无颗粒层
- 囊壁内侧表面有较致密的角质层，向管腔内形成小的突起
- 囊壁外侧可见被挤压变小的皮脂腺
- 囊腔内大部分为皮脂，也可有角质或毛干
- 皮损为皮色或淡黄色的小结节
- 好发于前胸、腹部、腋下

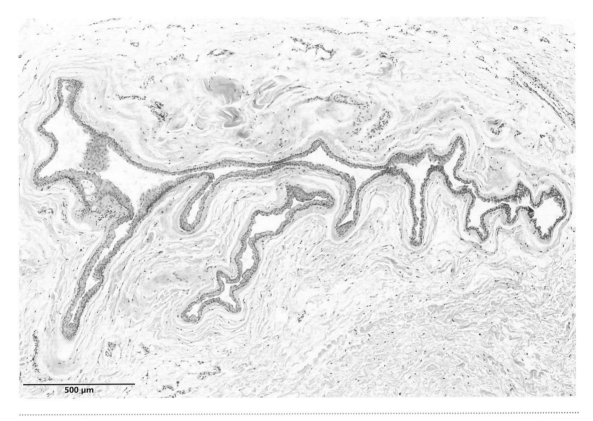

**多发性脂囊瘤：** 真皮内囊肿

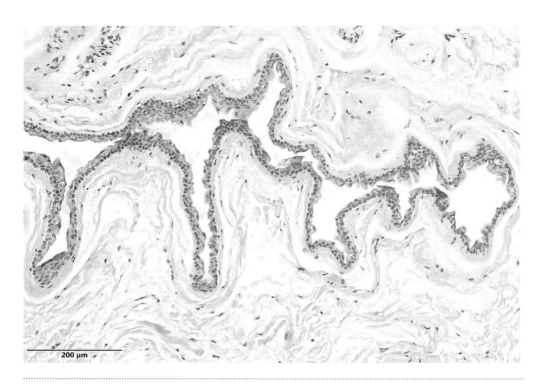

**多发性脂囊瘤：**囊腔呈皱褶状

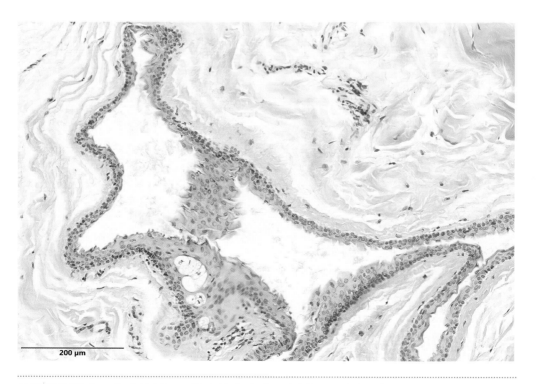

**多发性脂囊瘤：**囊壁外侧可见挤扁的皮脂腺，内侧可见波浪状角质层

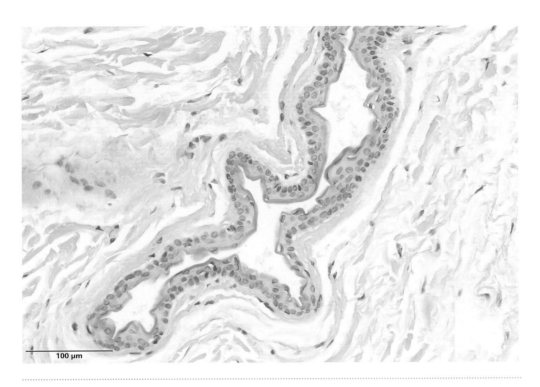

**多发性脂囊瘤：** 囊壁由鳞状上皮组成，无颗粒层

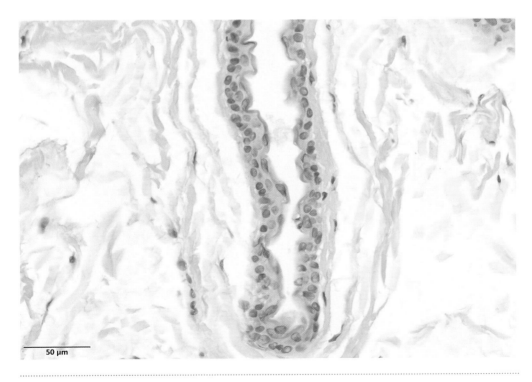

**多发性脂囊瘤：** 囊壁内侧可见波浪状角质层

# 第三章　外泌汗腺肿瘤
# Tumors of Eccrine Gland

- 单纯汗腺棘皮瘤
  Hidroacanthoma simplex
- 外泌汗腺汗孔瘤
  Eccrine poroma
- 色素性外泌汗腺汗孔瘤
  Pigmented eccrine poroma
- 外泌汗腺汗孔癌
  Eccrine porocarcinoma
- 真皮导管瘤
  Dermal duct tumour
- 汗管瘤
  Syringoma
- 透明细胞汗管瘤
  Clear cell syringoma
- 结节性汗腺瘤
  Nodular hidradenoma

- 实性囊性汗腺瘤
  Solid cystic hidradenoma
- 外泌汗腺螺旋腺瘤
  Eccrine spiradenoma
- 圆柱瘤
  Cylindroma
- 乳头状外泌汗腺腺瘤
  Papillary eccrine adenoma
- 原发性腺样囊性癌
  Primary adenoid cystic carcinoma
- 原发皮肤筛孔样癌
  Primary cutaneous cribriform carcinoma
- 微囊肿附属器癌
  Microcystic adnexal carcinoma

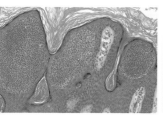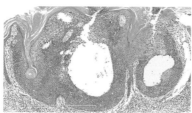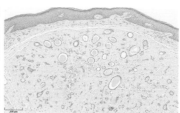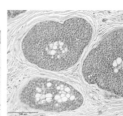

# 1. 单纯汗腺棘皮瘤
## Hidroacanthoma simplex

- 又称为表皮内外泌汗腺汗孔瘤
- 是起源于末端汗管的表皮内良性肿瘤
- 表皮角化过度，不规则肥厚
- 在肥厚的表皮内可见界限清楚的肿瘤细胞团块
- 单个肿瘤细胞类似于汗孔瘤细胞
- 肿瘤细胞呈圆形或立方形，细胞大小一致，细胞之间彼此孤立，排列均匀
- 与周围的角质形成细胞分界清楚
- 与周围的角质形成细胞相比，肿瘤细胞较小，有明显的嗜碱性
- 肿瘤细胞局限在表皮内，通常不突破基底膜
- 肿瘤细胞表达 AE1/AE3，有时表达 EMA
- 多为孤立的斑块或结节，皮损大小不一，表面常角化
- 临床上容易误诊为脂溢性角化

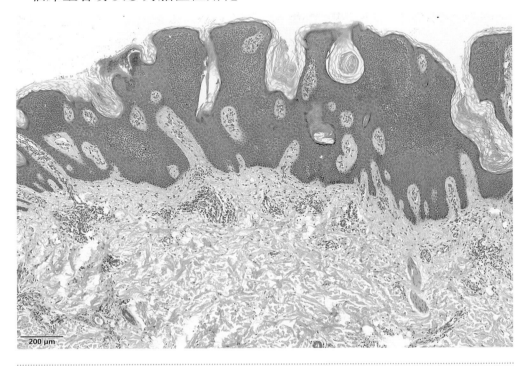

**单纯汗腺棘皮瘤：** 表皮肥厚，表皮内可见界限清楚的肿瘤团块

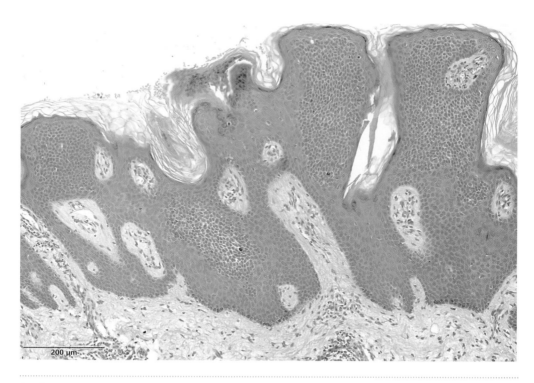

**单纯汗腺棘皮瘤：**肿瘤团块与周围角质形成细胞界限清楚

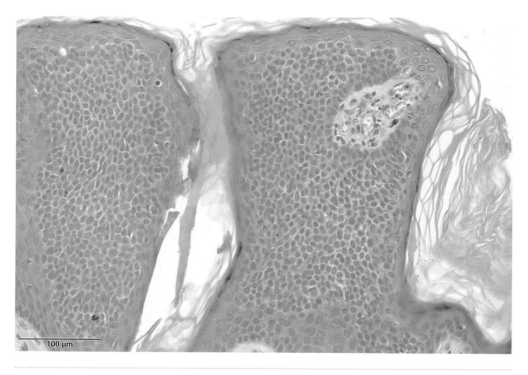

**单纯汗腺棘皮瘤：**肿瘤主要由小圆形或立方形细胞组成，大小一致，呈嗜碱性

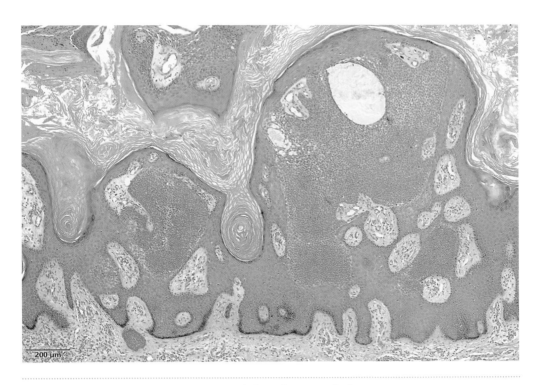

**单纯汗腺棘皮瘤：**表皮内界限清楚的肿瘤团块，可见囊腔

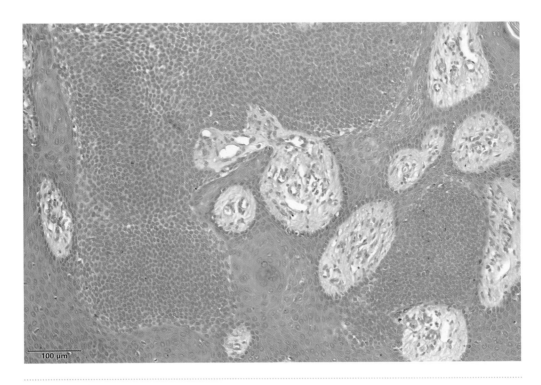

**单纯汗腺棘皮瘤：**肿瘤团块与周围角质形成细胞界限清楚

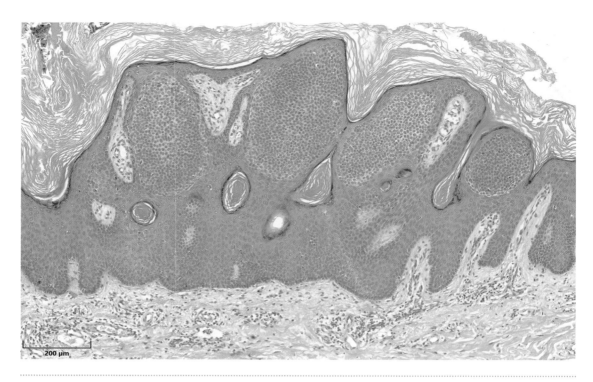

**单纯汗腺棘皮瘤：**表皮明显角化过度，棘层肥厚，表皮内可见界限清楚的肿瘤团块

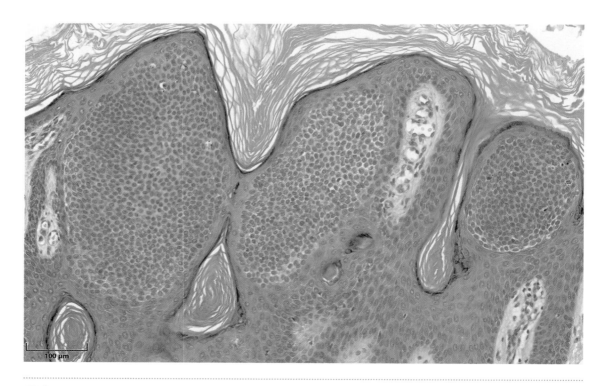

**单纯汗腺棘皮瘤：**肿瘤主要由小圆形细胞组成，呈嗜碱性，较周围角质形成细胞小

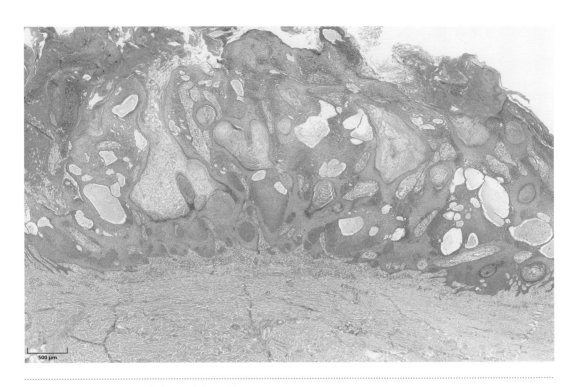

**单纯汗腺棘皮瘤：** 表皮角化过度，棘层肥厚

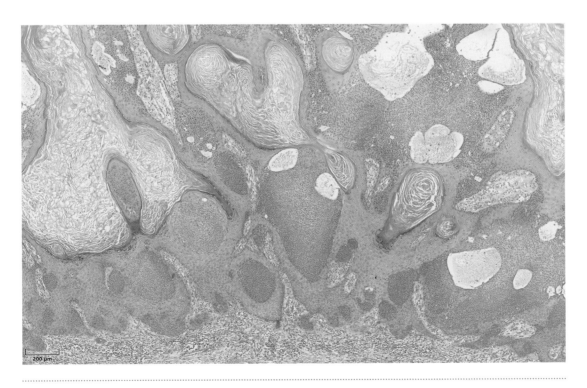

**单纯汗腺棘皮瘤：** 表皮内可见界限清楚的肿瘤团块

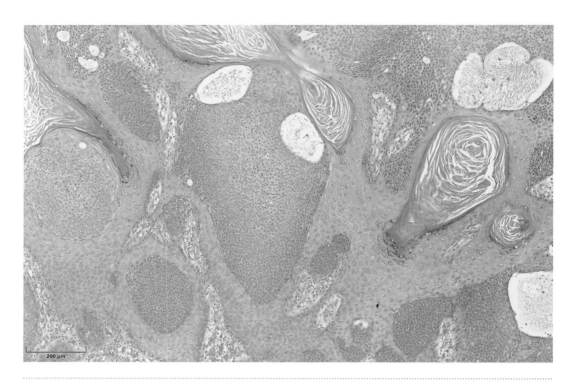

**单纯汗腺棘皮瘤：**肿瘤团块内可见囊腔

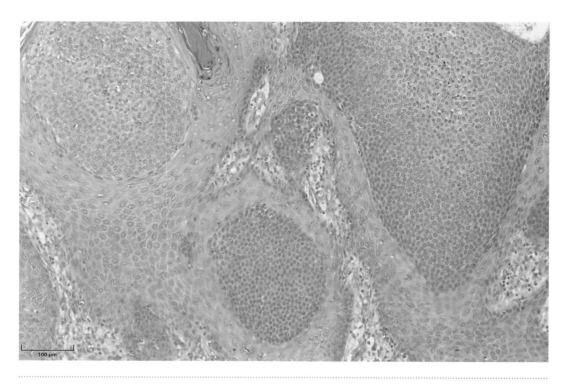

**单纯汗腺棘皮瘤：**肿瘤团块由小圆形细胞组成，比周围角质形成细胞小，团块界限清晰

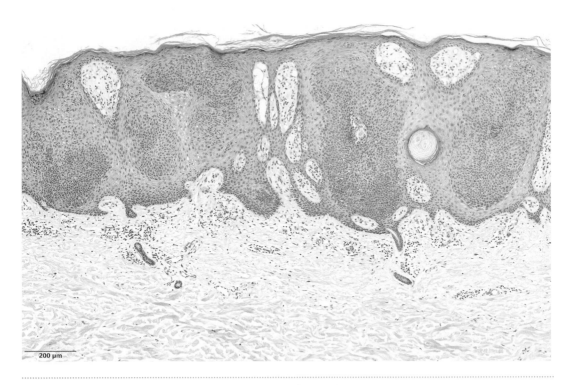

**单纯汗腺棘皮瘤：**表皮棘层肥厚，表皮内可见肿瘤团块

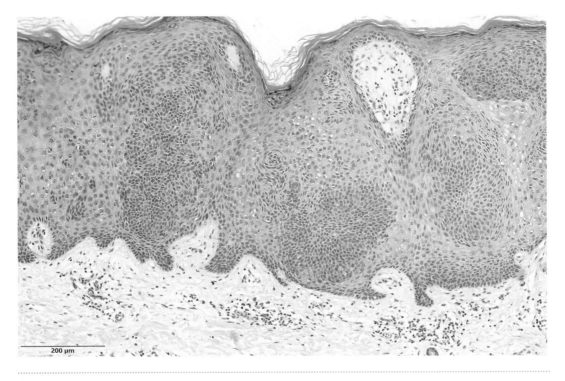

**单纯汗腺棘皮瘤：**表皮内肿瘤团块由小圆形细胞组成，呈嗜碱性

# 2. 外泌汗腺汗孔瘤
## Eccrine poroma

- 表皮增厚，皮突延长
- 肿瘤位于表皮的下部，与表皮相连
- 肿瘤细胞在表皮内增生并向真皮内生长
- 瘤细胞呈立方形或圆形，较角质形成细胞小
- 瘤细胞大小形态一致
- 瘤细胞与周围的角质形成细胞界限清楚
- 瘤体内可见小汗腺导管结构
- 真皮乳头可见血管扩张
- 好发于手指及足跖侧缘
- 为隆起皮面的肿物，似化脓性肉芽肿
- 单发，质硬

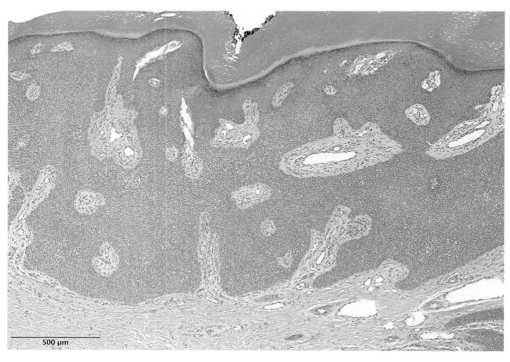

**外泌汗腺汗孔瘤：** 表皮下方肿瘤，与表皮相连

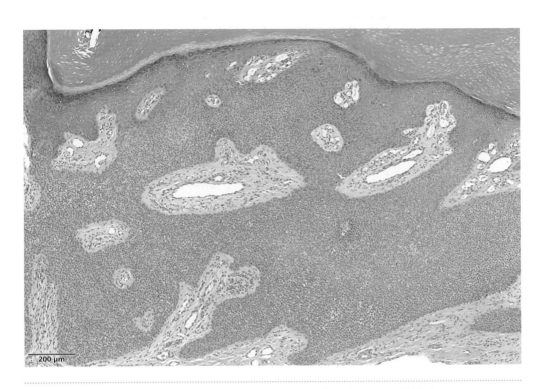

**外泌汗腺汗孔瘤：** 表皮下方肿物，与表皮相连，真皮乳头可见血管扩张

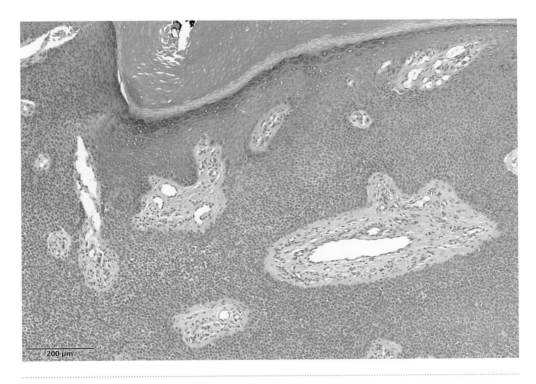

**外泌汗腺汗孔瘤：** 肿瘤由小圆形嗜碱细胞组成

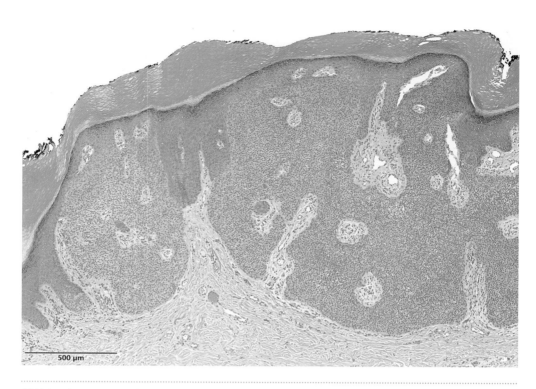

**外泌汗腺汗孔瘤：**肿瘤位于表皮下方，与表皮相连

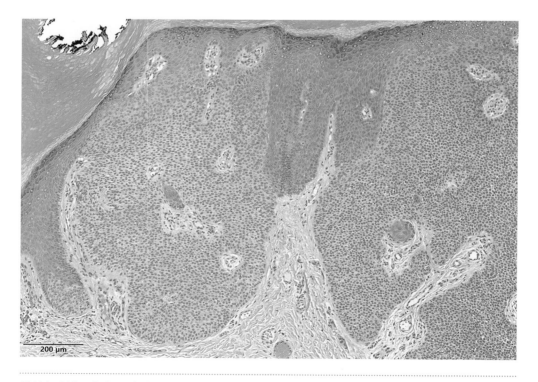

**外泌汗腺汗孔瘤：**肿瘤团块与周围角质形成细胞界限清楚

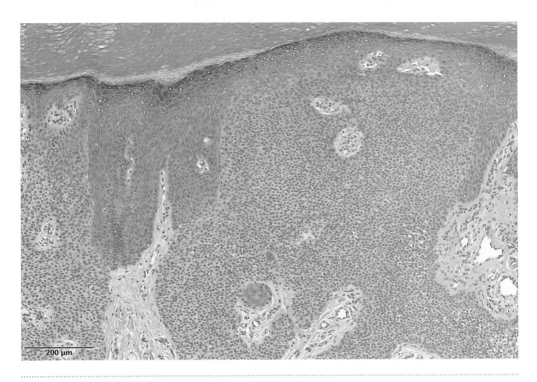

**外泌汗腺汗孔瘤：**肿瘤团块与周围表皮界限清楚

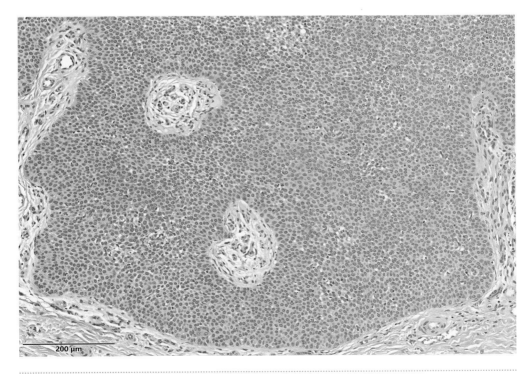

**外泌汗腺汗孔瘤：**肿瘤与小圆形嗜碱细胞组成，大小一致，分布均匀

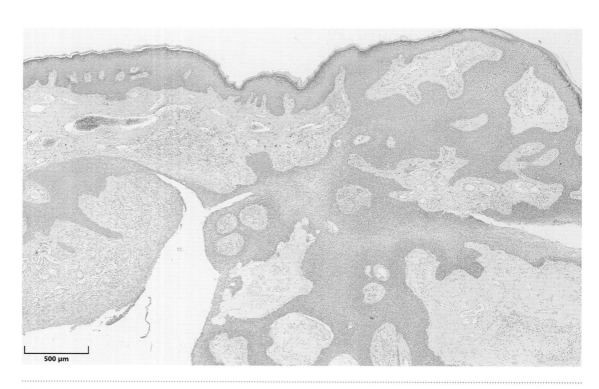

500 μm

**外泌汗腺汗孔瘤：**真皮内不规则肿瘤，与表皮相连，真皮浅层可见血管扩张

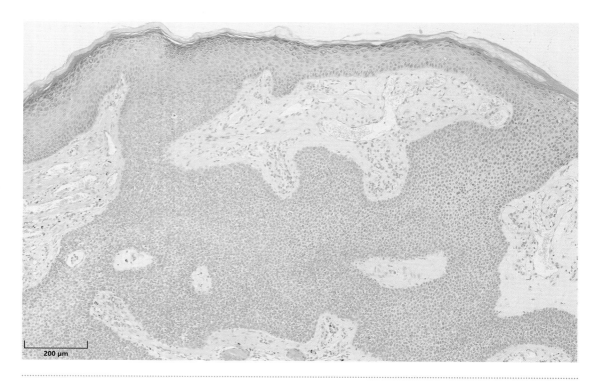

200 μm

**外泌汗腺汗孔瘤：**肿瘤与表皮相连，由小圆形嗜碱细胞组成

# 3. 色素性外泌汗腺汗孔瘤
## Pigmented eccrine poroma

- 病理学特征与一般外泌汗腺汗孔瘤相似
- 在瘤体内有较多的色素颗粒
- 临床上表现为黑色或褐色的丘疹或结节
- 容易误诊为黑色素瘤、脂溢性角化

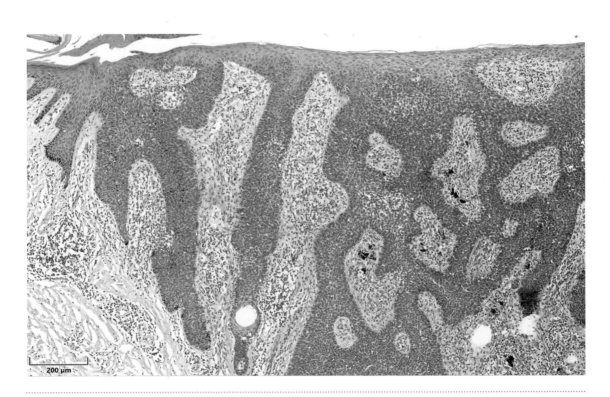

**色素性外泌汗腺汗孔瘤：**表皮下方肿物，与表皮相连，有较多色素

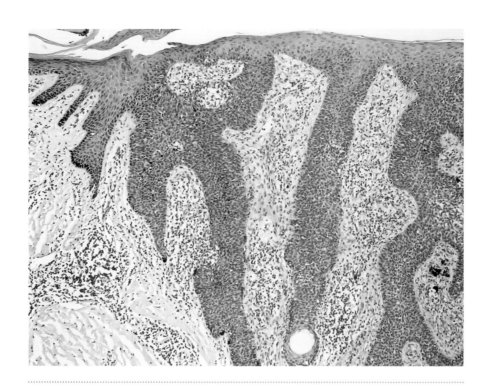

**色素性外泌汗腺汗孔瘤：**肿瘤由小圆形或立方上皮细胞组成，与周围表皮界限清楚，团块内有较多色素

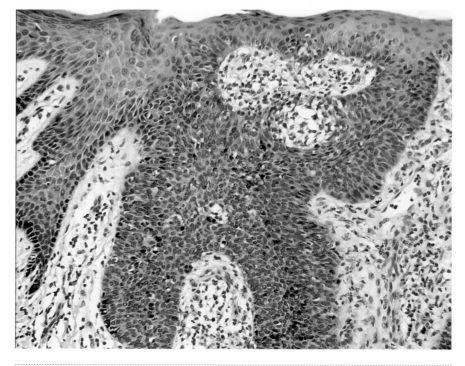

**色素性外泌汗腺汗孔瘤：**肿瘤细胞为小圆形或立方形，有较多色素

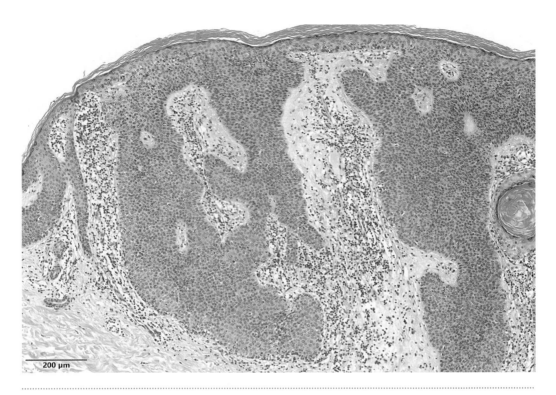

**色素性外泌汗腺汗孔瘤：**表皮下方肿瘤，与表皮相连，肿瘤由小圆形嗜碱细胞组成，肿瘤团块内可见色素颗粒

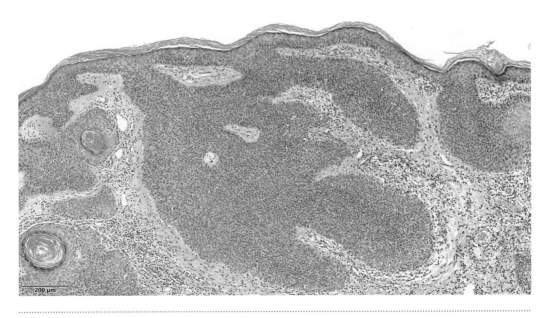

**色素性外泌汗腺汗孔瘤：**肿瘤与表皮相连，由小圆形嗜碱细胞组成，团块内有色素颗粒

# 4. 外泌汗腺汗孔癌
## Eccrine porocarcinoma

- 又称为恶性外泌汗腺汗孔瘤
- 多在原有的外泌汗腺汗孔瘤基础上恶变发生
- 在皮损内可见汗孔瘤的组织学特征
- 可见较多的异型细胞，细胞排列紊乱
- 可见核丝分裂相
- 后期肿瘤细胞可以突破基底膜在真皮内形成游离团块
- 为暗红色的结节或斑块

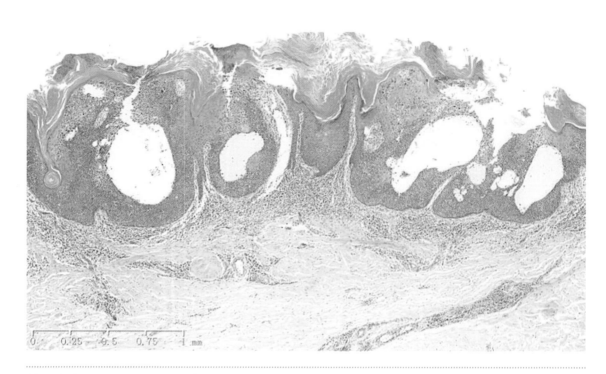

**外泌汗腺汗孔癌：**表皮下方肿物，内有较多囊腔

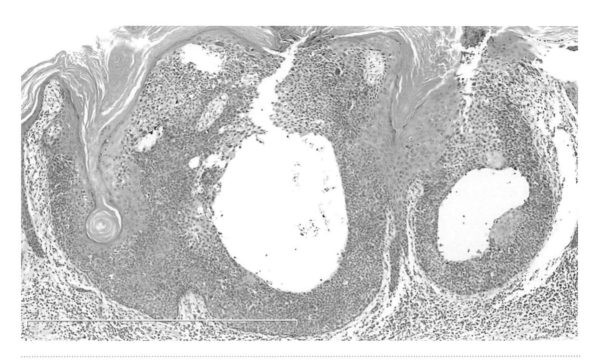

**外泌汗腺汗孔癌：** 肿瘤细胞由小圆形细胞组成，与周围表皮界限清楚，肿瘤内可见囊腔

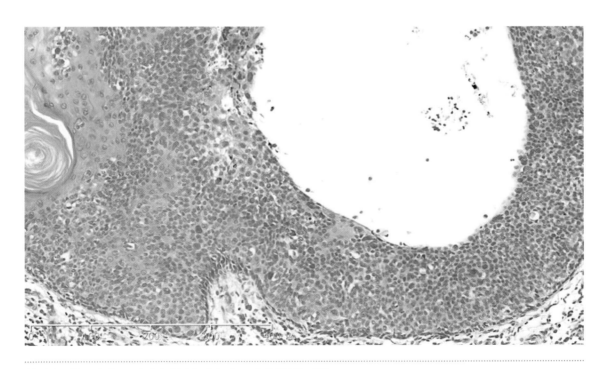

**外泌汗腺汗孔癌：** 肿瘤细胞排列紊乱，有明显异型性

# 5. 真皮导管瘤
## Dermal duct tumour

- 肿瘤起源于小汗腺导管的真皮部分
- 肿瘤主要位于真皮内，为大小不一的肿瘤团块或条索
- 个别肿瘤团块可与表皮相连
- 瘤细胞大小形态一致，核呈圆形或立方形
- 瘤体内可见导管结构
- 瘤体内可出现囊腔
- 有时瘤体内可出现片状的坏死区域
- 好发于头颈部及四肢
- 皮色或淡红色丘疹或结节
- 多为单发

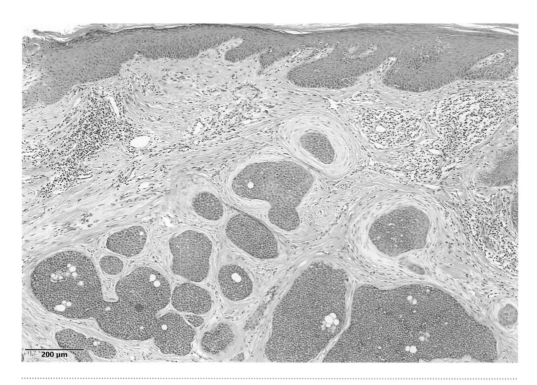

**真皮导管瘤：**肿瘤位于真皮内

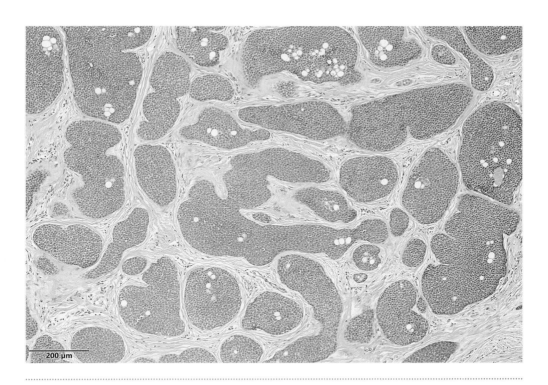

**真皮导管瘤：**大小不一的肿瘤团块

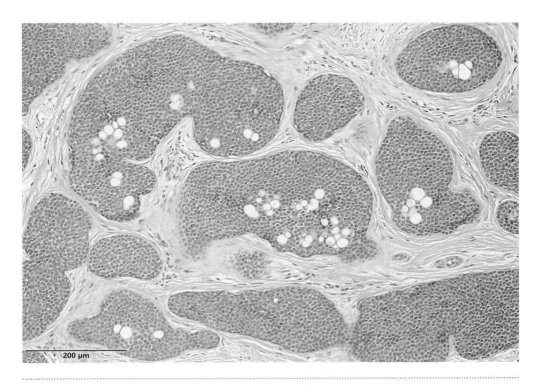

**真皮导管瘤：**肿瘤团块间界限清楚，团块内可见囊腔

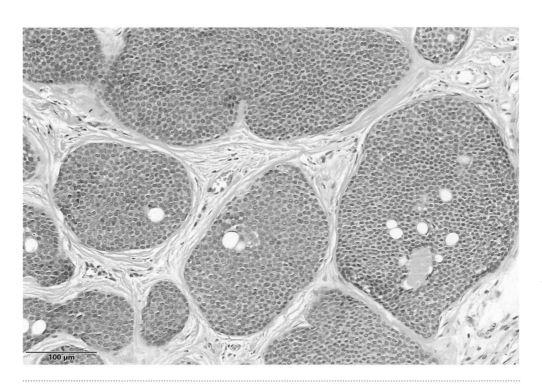

**真皮导管瘤：**肿瘤团块由小圆形细胞组成，团块内可见小的囊腔

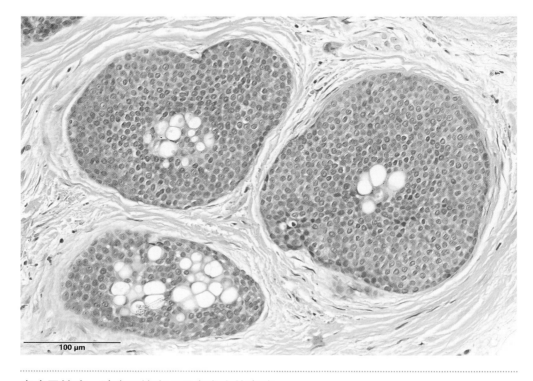

**真皮导管瘤：**肿瘤团块内可见多发小的囊腔

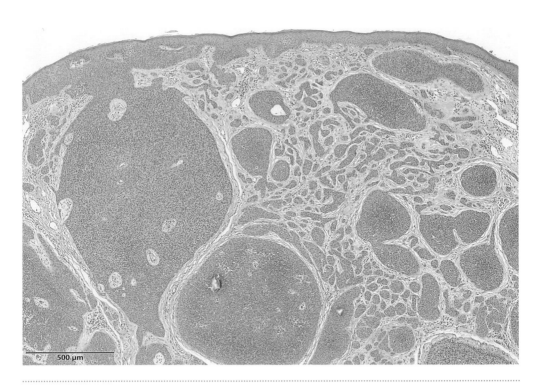

**真皮导管瘤：** 真皮内肿瘤，个别肿瘤团块与表皮相连

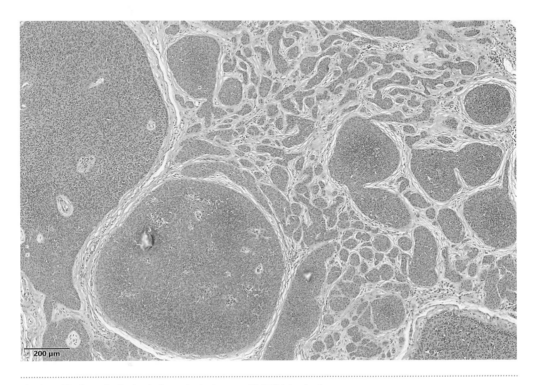

**真皮导管瘤：** 真皮内肿瘤，为大小不一的团块与条索

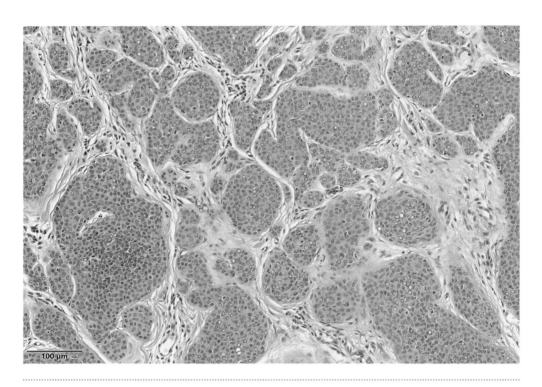

**真皮导管瘤：**肿瘤由小圆形细胞组成

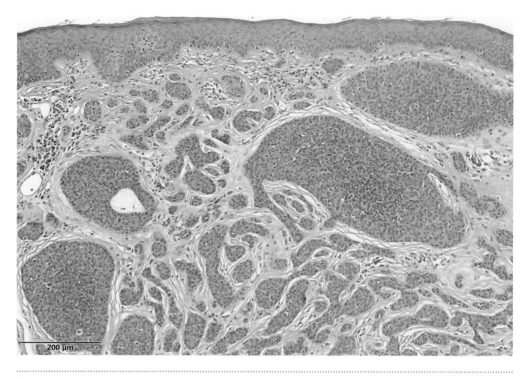

**真皮导管瘤：**可见团块与条索

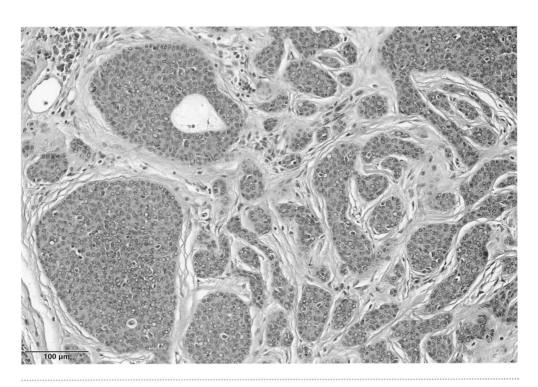

**真皮导管瘤：**可见团块与条索，部分肿瘤团块内可见囊腔

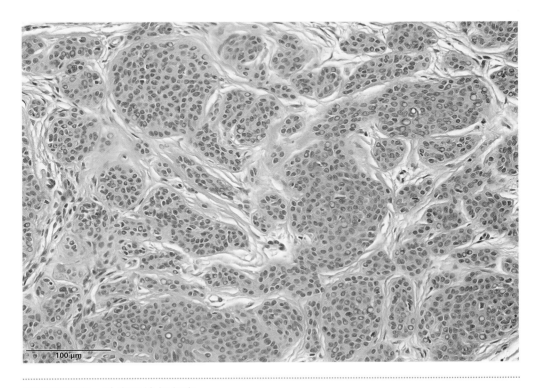

**真皮导管瘤：**肿瘤团块与条索

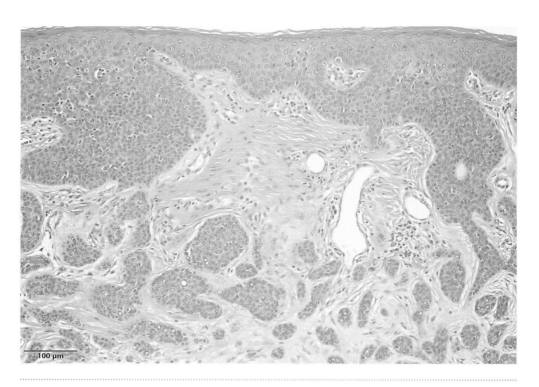

**真皮导管瘤：**部分肿瘤团块与表皮相连

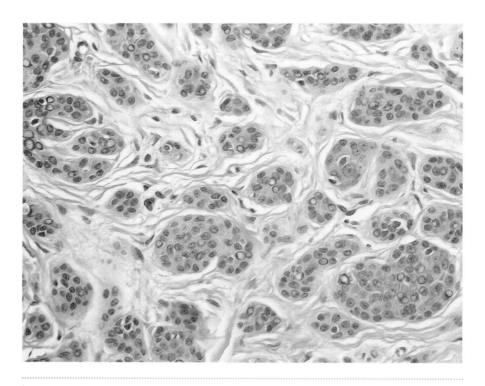

**真皮导管瘤：**大小不一的肿瘤团块与条索，细胞嗜碱性明显

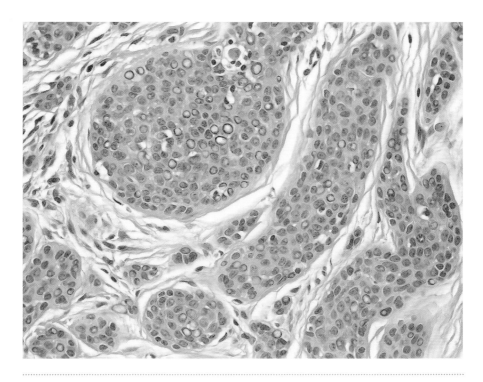

**真皮导管瘤:** 由嗜碱性的小圆形细胞组成

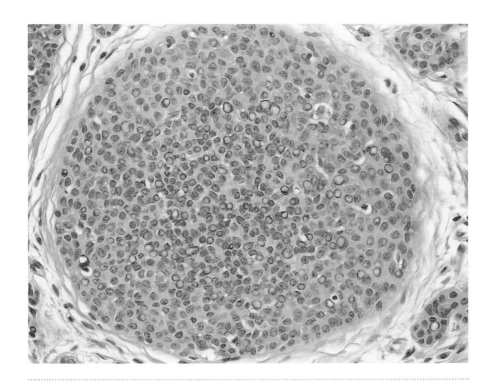

**真皮导管瘤:** 肿瘤主要由嗜碱性小圆形细胞组成

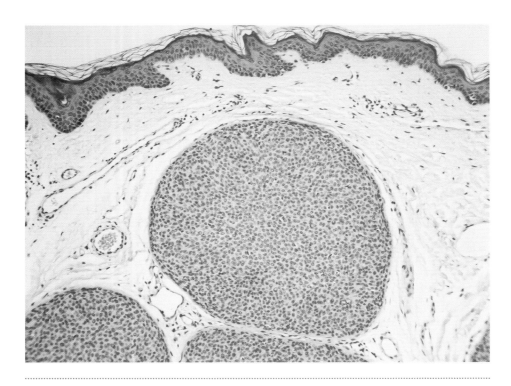

**真皮导管瘤：**真皮内肿瘤团块

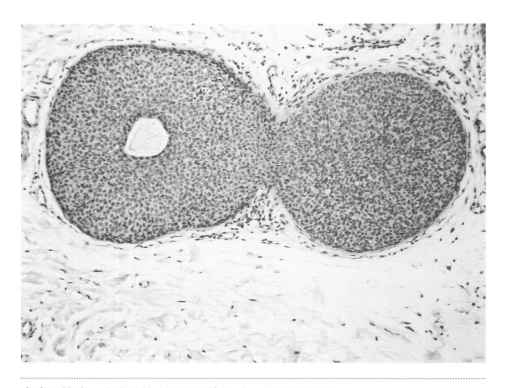

**真皮导管瘤：**由嗜碱性小圆形细胞组成，可见管腔结构

# 6. 汗管瘤
## Syringoma

- 肿瘤位于真皮内
- 由导管、小的囊腔及上皮条索组成
- 可见蝌蚪样结构（一侧为管腔，一侧为条索）
- 管腔内可有无定形物质
- 为皮色、淡黄色或淡褐色的扁平丘疹
- 好发于眼周、外阴，也可泛发于颈部、躯干

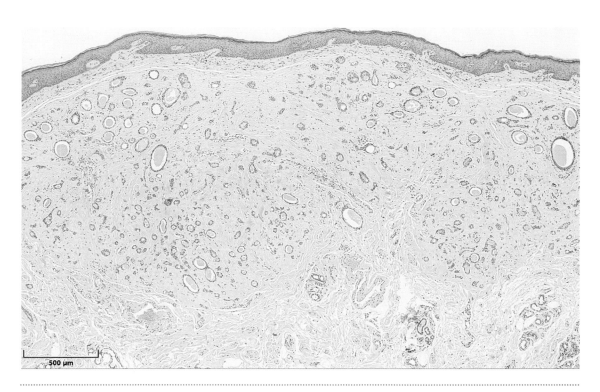

**汗管瘤：** 肿瘤位于真皮内

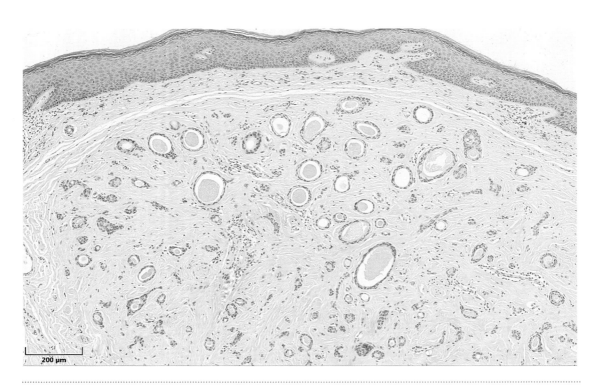

**汗管瘤：** 主要由囊腔及条索组成，可见蝌蚪样结构

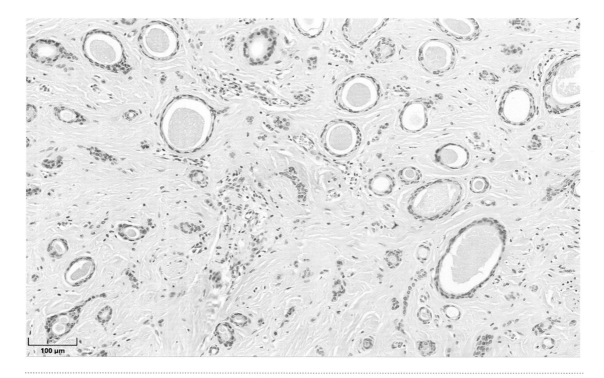

**汗管瘤：** 大小不一的囊腔及条索，可见蝌蚪样结构

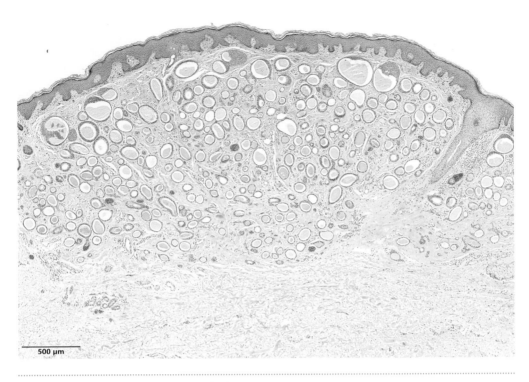

**汗管瘤：**真皮内肿瘤，可见大量囊腔

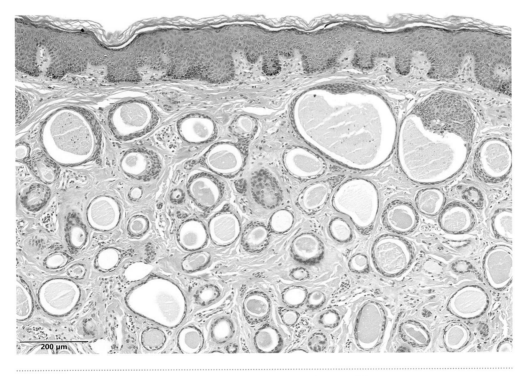

**汗管瘤：**大小不等的囊腔，内有无定形物质，表皮有色素增加

133

# 7. 透明细胞汗管瘤
## Clear cell syringoma

- 是汗管瘤的一个少见病理类型
- 除了具有汗管瘤的一些特点外，管样结构主要由透明细胞构成
- 透明细胞累及整个肿瘤或部分肿瘤，也可仅累及汗腺导管壁细胞
- 肿瘤团块中央有管腔，管腔中可有浆液
- 临床上与一般的汗管瘤无明显区别
- 患者常伴发糖尿病

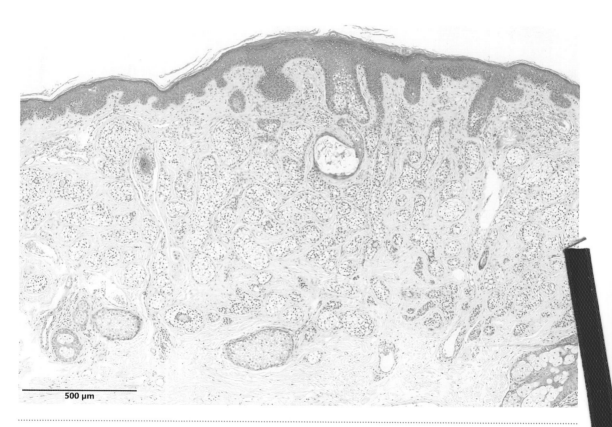

500 μm

**透明细胞汗管瘤：** 肿瘤主要位于真皮内

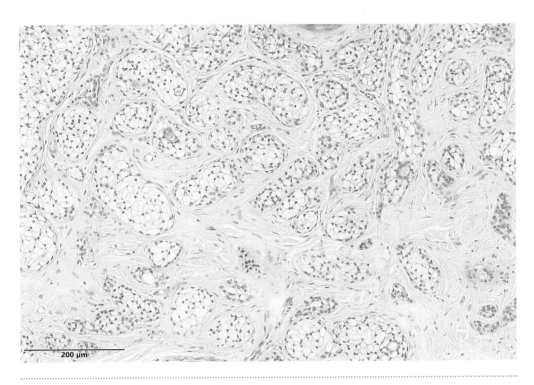

**透明细胞汗管瘤：** 大小不一的肿瘤团块，由透明细胞构成

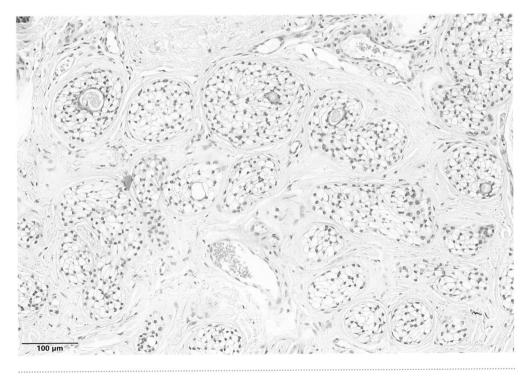

**透明细胞汗管瘤：** 肿瘤团块中央可见管腔，内有浆液

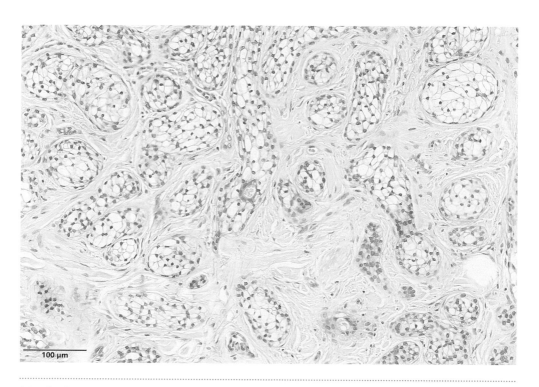

**透明细胞汗管瘤：**由透明细胞组成，形成管样结构

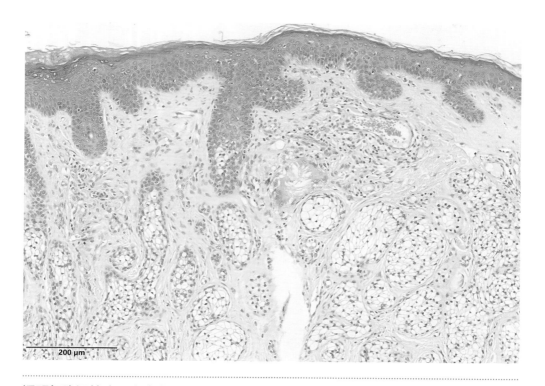

**透明细胞汗管瘤：**表皮内也可见肿瘤细胞

# 8. 结节性汗腺瘤
## Nodular hidradenoma

- 又称为透明细胞汗腺瘤（clear cell hidradenoma）
- 瘤体位于真皮内，可深达皮下组织
- 瘤体由小叶状瘤细胞团块组成
- 主要有两种瘤细胞：圆形或纺锤形嗜碱性细胞及透明细胞
- 不同区域圆形嗜碱性细胞与透明细胞比例可有所不同
- 有的肿瘤均为圆形嗜碱性细胞，有的均为透明细胞
- 部分肿瘤局部可出现鳞状涡或角化
- 肿瘤可与表皮相连或与毛囊相连
- 可有大小不等的囊腔以及导管结构
- 基质中血管及黏蛋白增多
- 肿瘤间质胶厚纤维可出现透明变性
- 多为单发实性的半球形的皮下结节

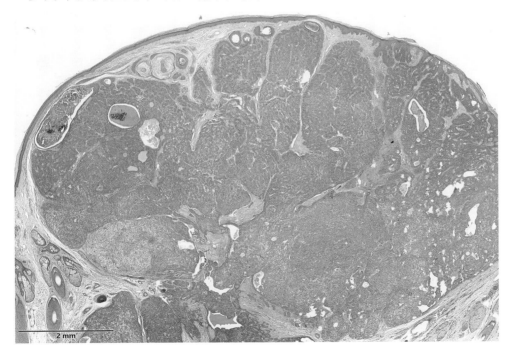

**结节性汗腺瘤：** 真皮内肿瘤，呈小叶状团块，部分与表皮相连

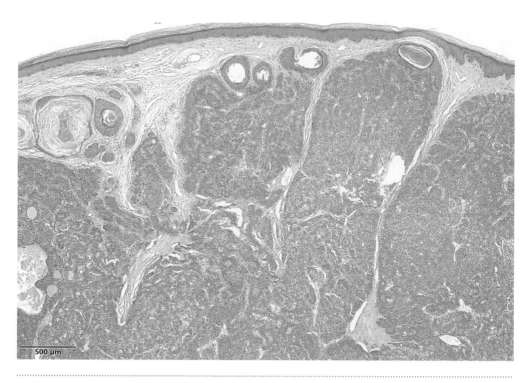

**结节性汗腺瘤：**肿瘤呈小叶状，瘤体内有角囊肿

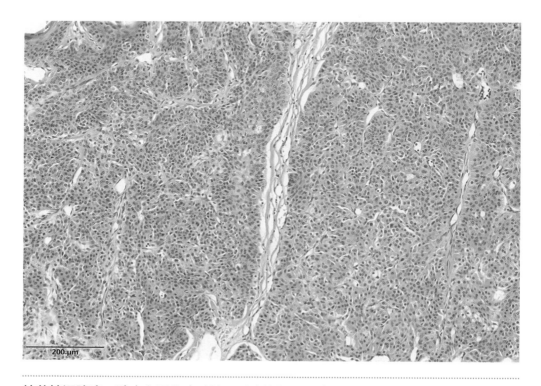

**结节性汗腺瘤：**肿瘤主要为嗜碱性圆形或纺锤形细胞

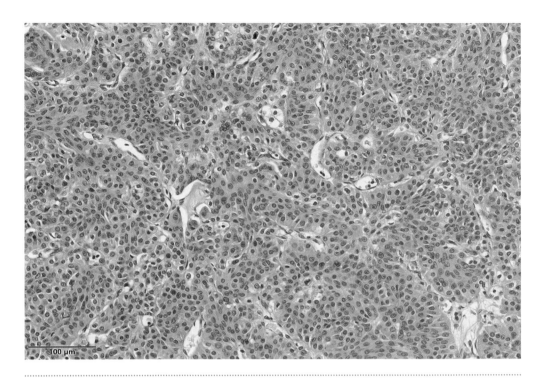

**结节性汗腺瘤：** 肿瘤主要为嗜碱性小圆形细胞

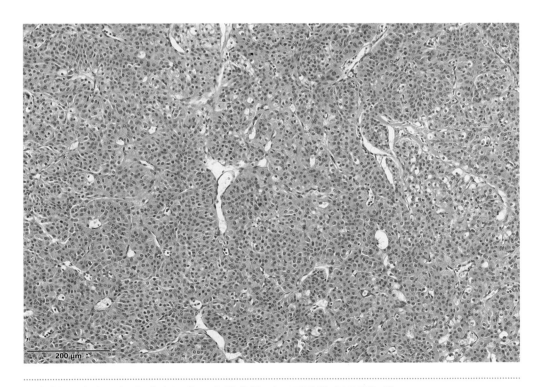

**结节性汗腺瘤：** 部分肿瘤细胞呈车轮状排列，可见散在透明细胞

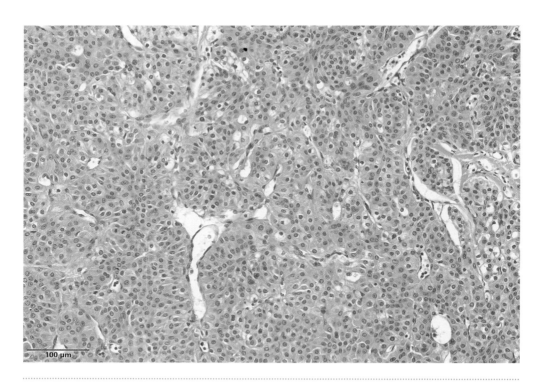

**结节性汗腺瘤：** 散在透明细胞

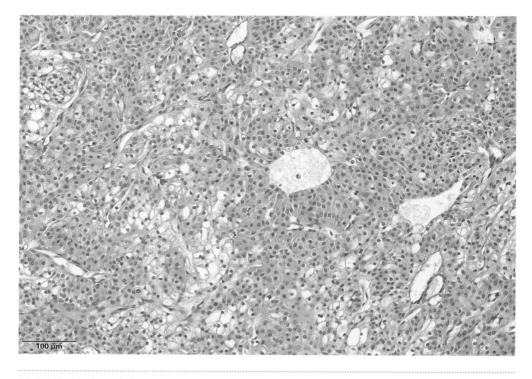

**结节性汗腺瘤：** 肿瘤内可见管腔，周边细胞呈车轮状，可见较多透明细胞

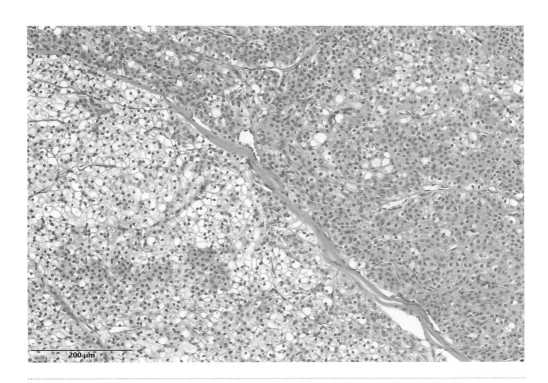

**结节性汗腺瘤：** 部分区域可见较多透明细胞

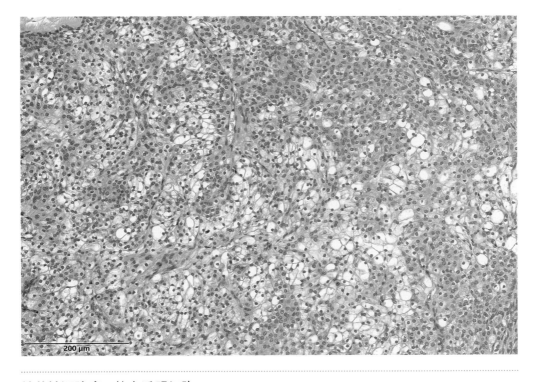

**结节性汗腺瘤：** 较多透明细胞

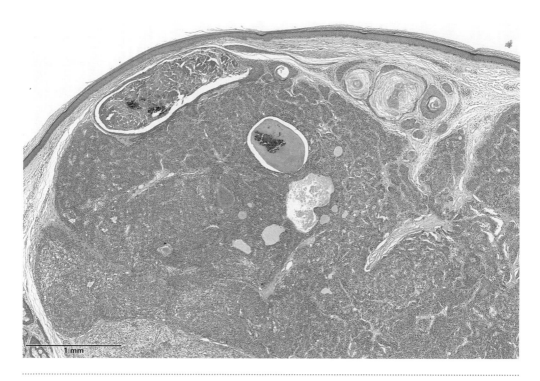

**结节性汗腺瘤：**瘤体内有囊腔及角化囊肿

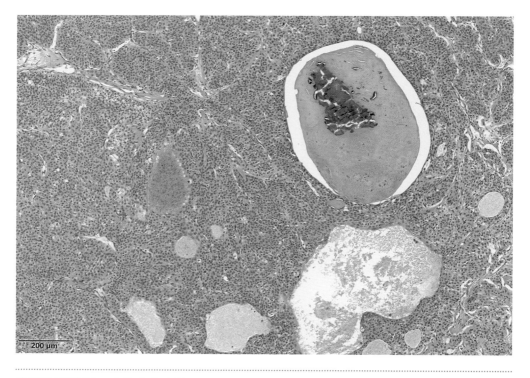

**结节性汗腺瘤：**瘤体内有囊腔

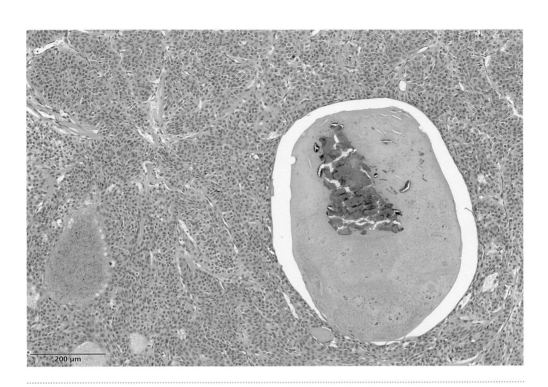

**结节性汗腺瘤：** 囊腔内出血并出现钙化

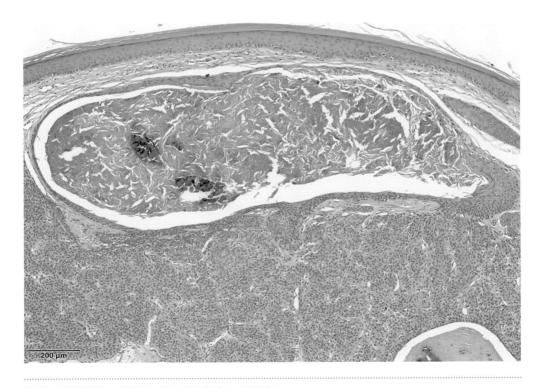

**结节性汗腺瘤：** 囊腔内角化囊肿并出现钙化

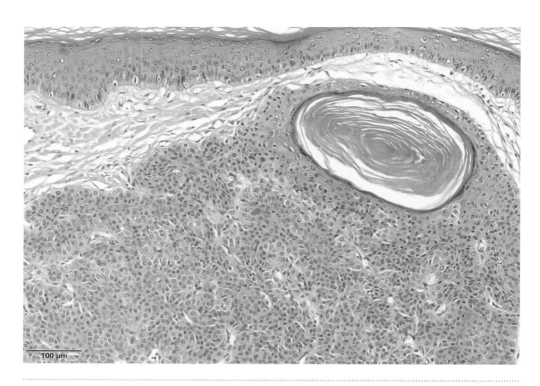

**结节性汗腺瘤：** 瘤体内出现角化囊肿

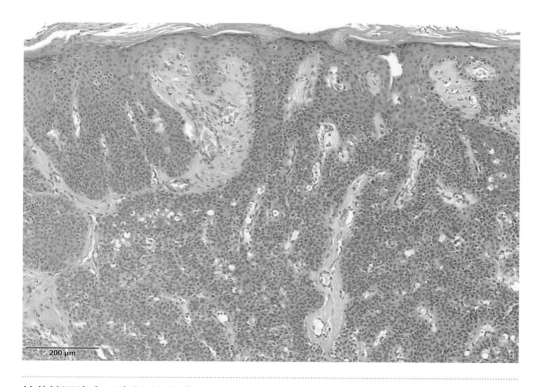

**结节性汗腺瘤：** 肿瘤可与表皮相连

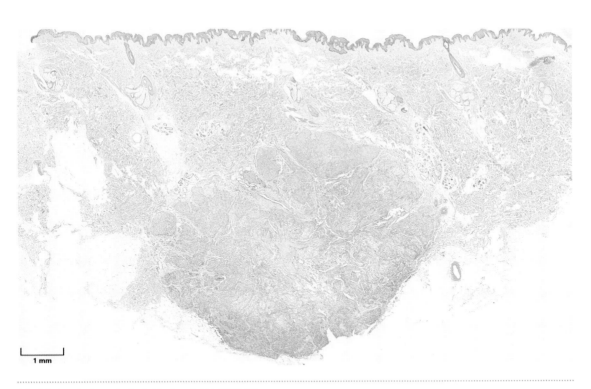

**结节性汗腺瘤：** 真皮内肿瘤，深达脂肪层

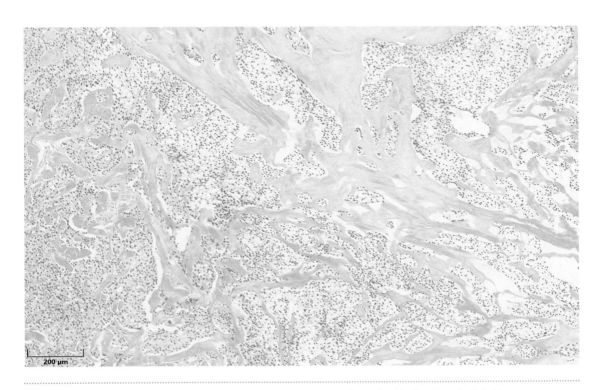

**结节性汗腺瘤：** 肿瘤团块在真皮胶原束间，均为透明细胞，胶原纤维明显透明变性

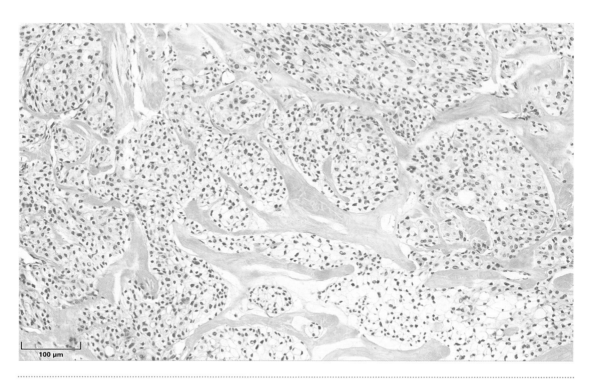

**结节性汗腺瘤：**肿瘤细胞均为透明细胞，胶原纤维明显透明变性

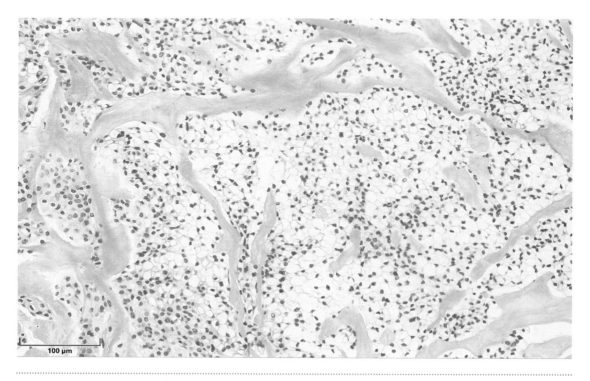

**结节性汗腺瘤：**肿瘤细胞均为透明细胞，胶原纤维透明变性

# 9. 实性囊性汗腺瘤
## Solid cystic hidradenoma

- 是结节性汗腺瘤的一个病理类型
- 瘤体内有较大的囊腔，同时又有实性瘤细胞团块
- 实性瘤细胞团块与结节性汗腺瘤病理特征相同
- 实性团块由嗜碱性的圆形细胞组成

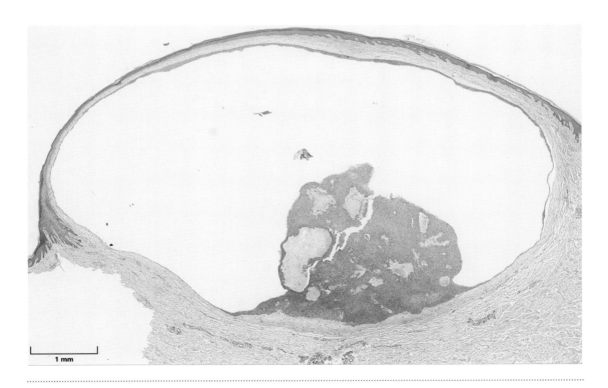

**结节性汗腺瘤**：肿瘤由大的囊腔和实性团块构成

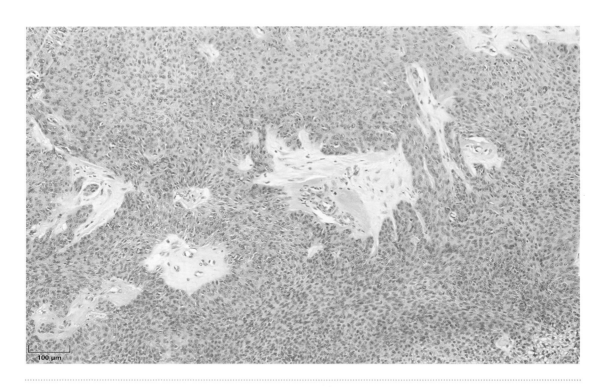

**结节性汗腺瘤：** 实性团块主要为嗜碱性圆形细胞

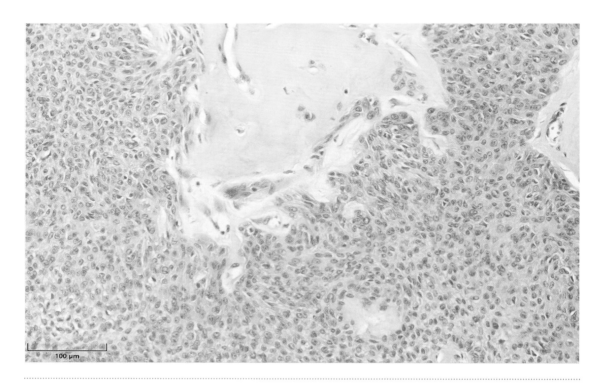

**结节性汗腺瘤：** 间质可见黏液

# 10. 外泌汗腺螺旋腺瘤
## Eccrine spiradenoma

- 肿瘤位于真皮内，有时可达皮下组织
- 一般不与表皮不连
- 由多个或单个小叶组成
- 瘤细胞可分两类
- 一类核小深染、圆形，多在小叶周边
- 另一类核大、淡染，位于小叶中央
- 有时仅见核深染的小圆形细胞
- 瘤细胞核嗜碱性且排列紧密，似基底细胞癌
- 瘤体外常有嗜酸性膜包膜
- 瘤体内可见外泌汗腺导管结构
- 间质内可见毛细血管扩张或大的血管腔
- 常有淋巴细胞浸润
- 好发于上胸部
- 皮色或淡蓝色质软单发结节
- 多有放射性疼痛或压痛

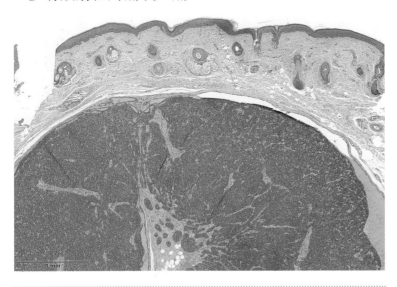

**外泌汗腺螺旋腺瘤：**真皮内肿瘤

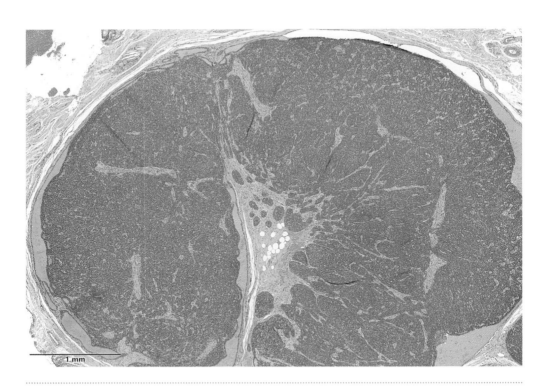

**外泌汗腺螺旋腺瘤：** 肿瘤边界清楚，细胞嗜碱性明显

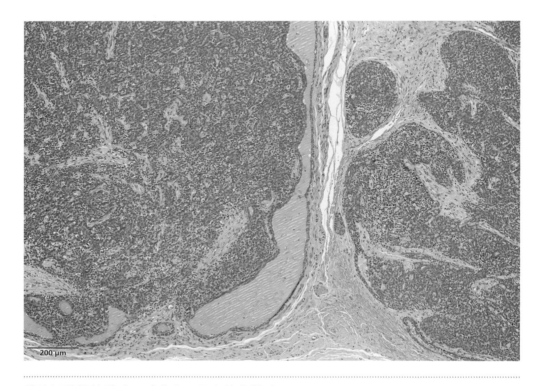

**外泌汗腺螺旋腺瘤：** 肿瘤内可见大的血管腔

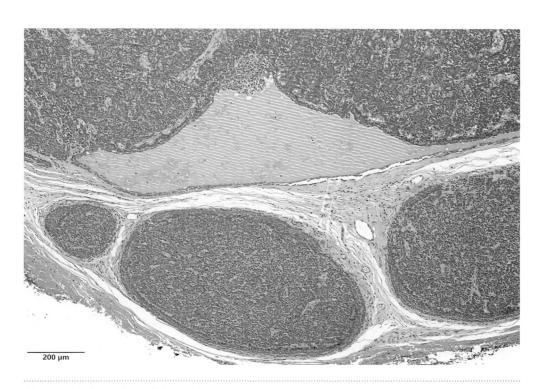

**外泌汗腺螺旋腺瘤：** 肿瘤团块间界限清楚，可见血管腔

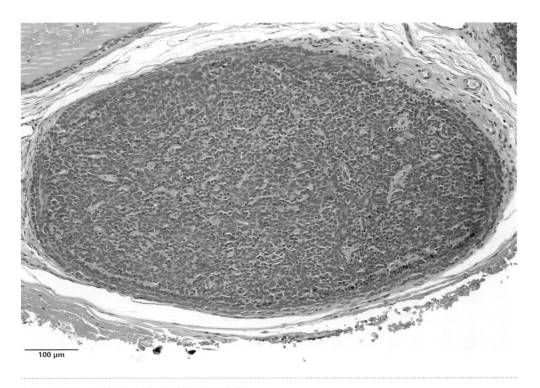

**外泌汗腺螺旋腺瘤：** 肿瘤团块界限清楚

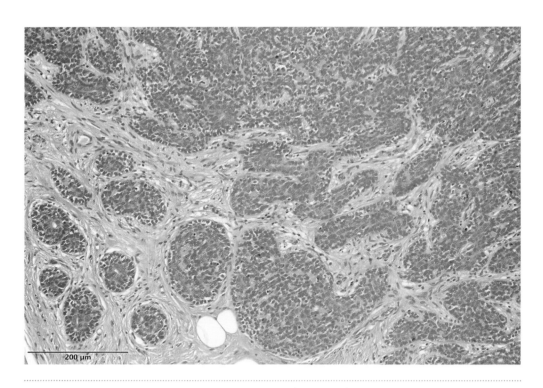

**外泌汗腺螺旋腺瘤：**大小不一的肿瘤团块，团块边缘细胞小，深染，呈圆形，团块中央
细胞大，淡染

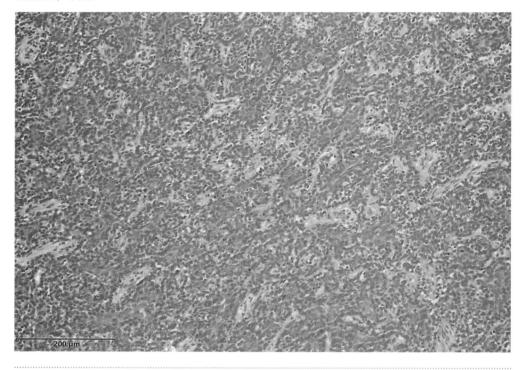

**外泌汗腺螺旋腺瘤：**肿瘤细胞有强嗜碱性

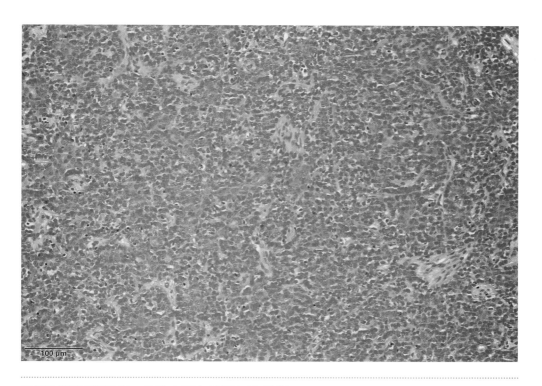

**外泌汗腺螺旋腺瘤：** 瘤体内可有淋巴细胞浸润

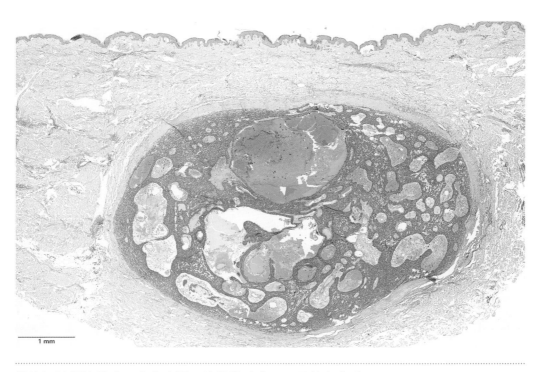

**外泌汗腺螺旋腺瘤：** 真皮内界限清楚的肿瘤，可见较多囊腔

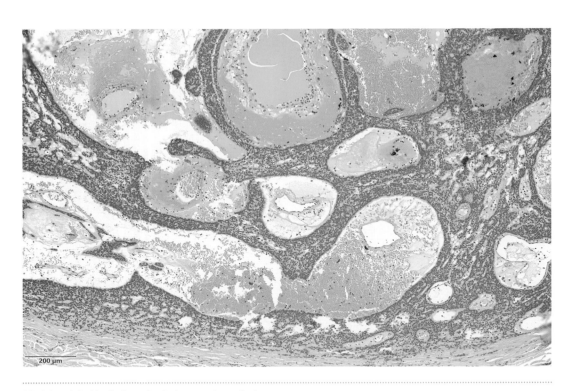

**外泌汗腺螺旋腺瘤：**囊腔内可见大量出血

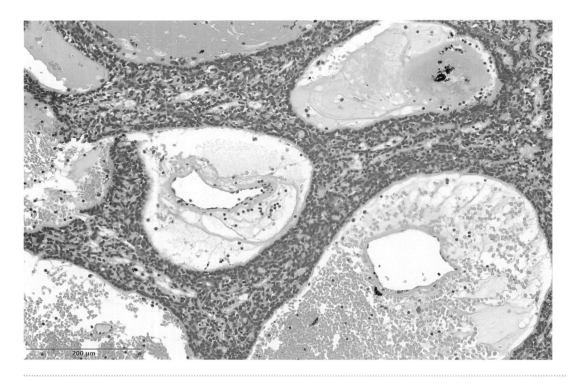

**外泌汗腺螺旋腺瘤：**肿瘤间质水肿，出血

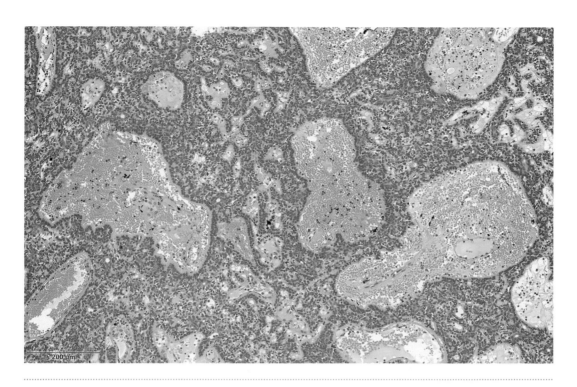

**外泌汗腺螺旋腺瘤：** 肿瘤内有较多囊腔，腔内充满红细胞

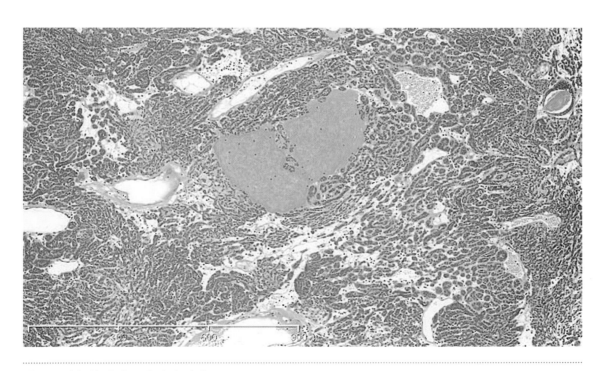

**外泌汗腺螺旋腺瘤：** 真皮内肿瘤

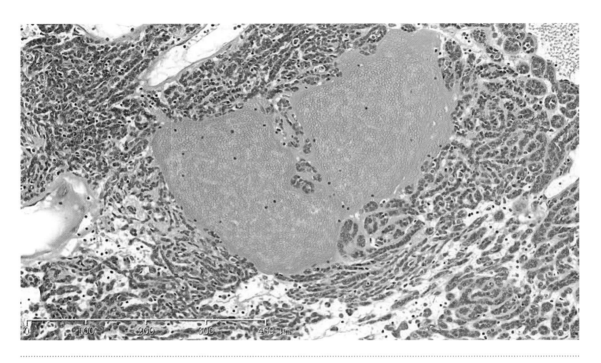

**外泌汗腺螺旋腺瘤：** 肿瘤内可见大的血管腔，肿瘤细胞呈条索状排列

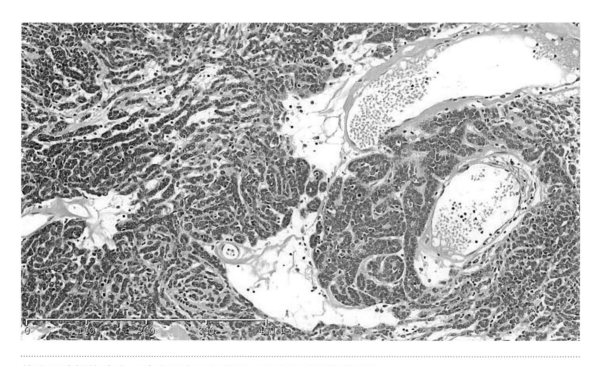

**外泌汗腺螺旋腺瘤：** 肿瘤细胞呈条索状，部分形成导管样结构

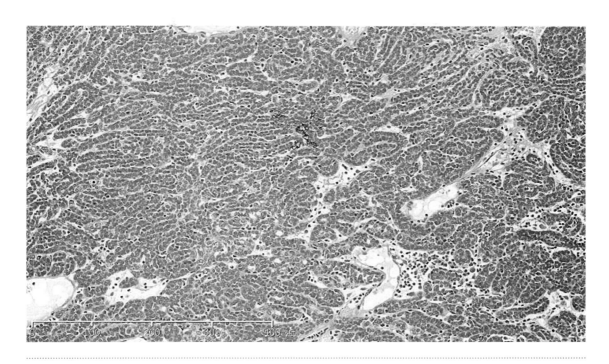

**外泌汗腺螺旋腺瘤：** 肿瘤细胞呈条索状，部分形成导管样结构

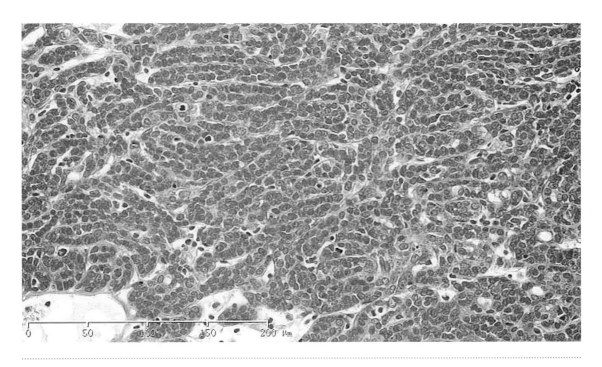

**外泌汗腺螺旋腺瘤：** 瘤细胞核嗜碱性明显

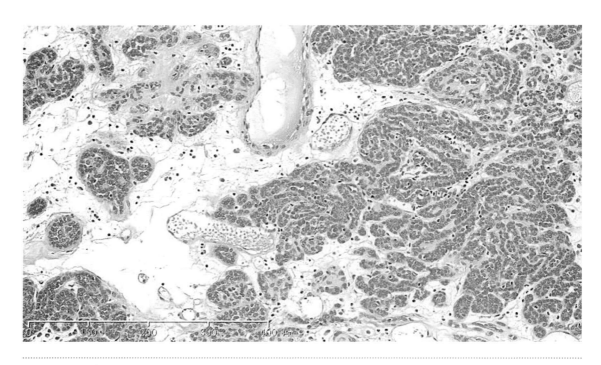

**外泌汗腺螺旋腺瘤：**肿瘤间质高度水肿

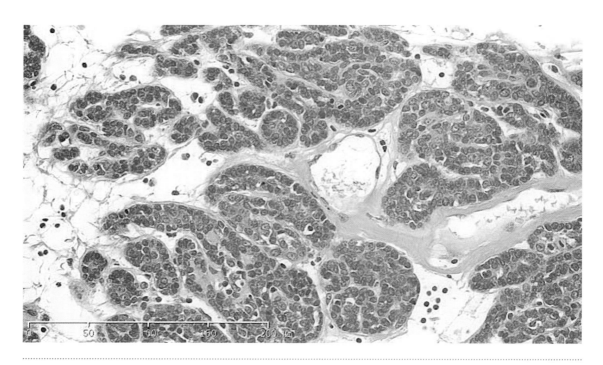

**外泌汗腺螺旋腺瘤：**肿瘤间质水肿

# 11. 圆柱瘤
## Cylindroma

- 多位于真皮中上部，与表皮不相连

- 由多个肿瘤团块组成

- 呈锯齿样或镶嵌状排列，形成"七巧板"样外观

- 肿瘤团块周边细胞呈栅栏状排列，细胞相对较小，细胞核深染

- 瘤体中央细胞略大，胞核染色较淡

- 肿瘤团块周围有嗜酸性的基底膜样包膜，是圆柱瘤的特征性病理表现

- 有时团块中央可见均质小体

- 肿瘤团块中可见导管结构

- 圆柱瘤与小汗腺螺旋腺瘤可在同时发生，称为螺旋腺圆柱瘤（spiradenocylindroma）

- 好发于头颈部

- 呈淡红色结节

- 可单发，也可多发

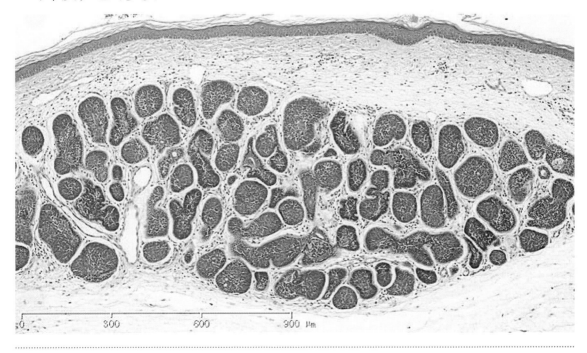

**圆柱瘤：** 真皮内多发肿瘤团块，形成"七巧板"样外观

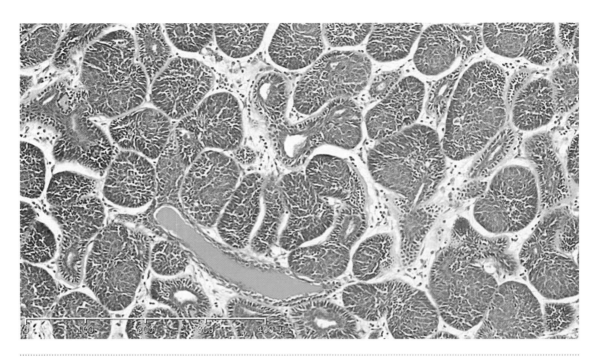

**圆柱瘤：** 肿瘤团块间界限清楚

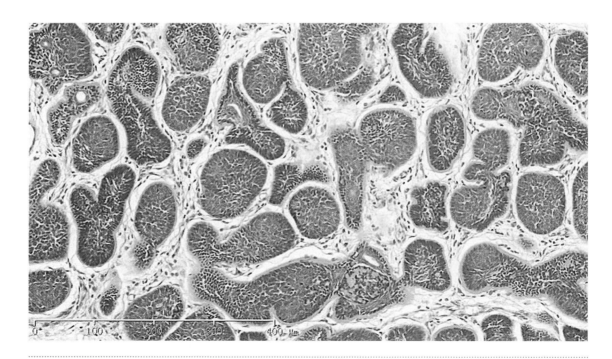

**圆柱瘤：** 肿瘤细胞呈嗜碱性，肿瘤团块间界限清楚

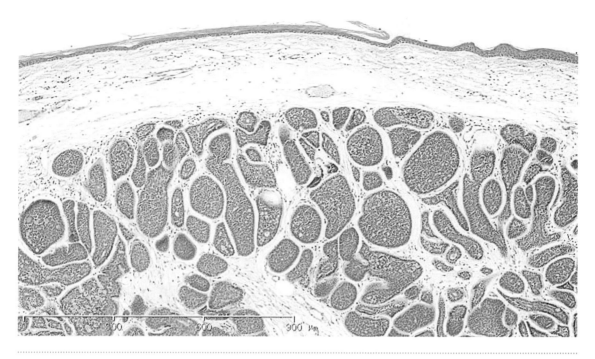

**圆柱瘤：** 真皮内多发肿瘤团块，形成"七巧板"样外观

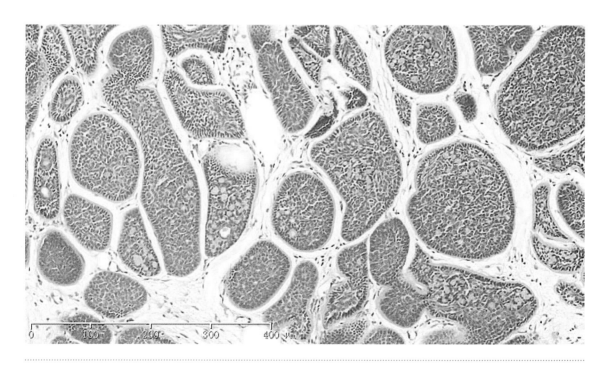

**圆柱瘤：** 肿瘤细胞呈嗜碱性，团块周边细胞小，呈栅栏状排列，深染，中央细胞略大，淡染

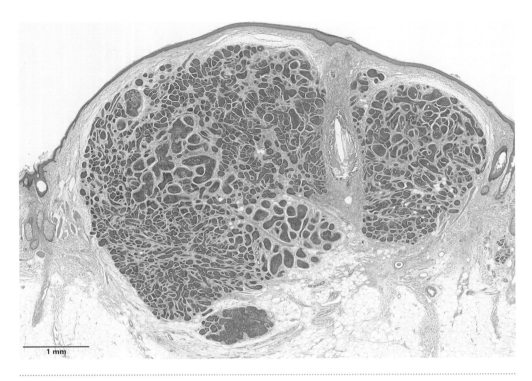

**圆柱瘤：** 真皮内多发的肿瘤团块

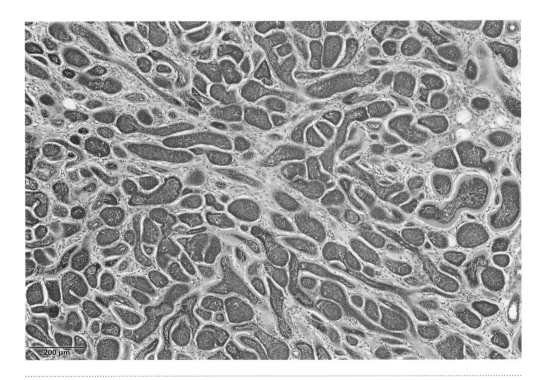

**圆柱瘤：** 部分肿瘤团块呈镶嵌状排列

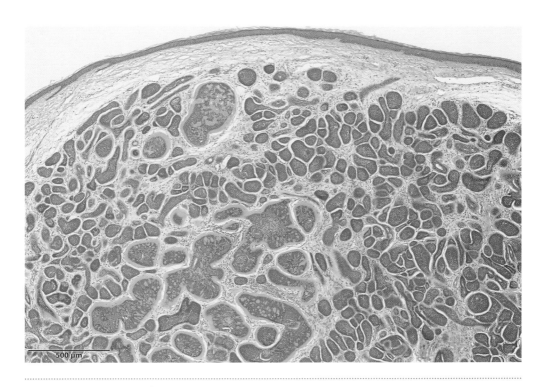

**圆柱瘤：** 肿瘤与不表皮相连

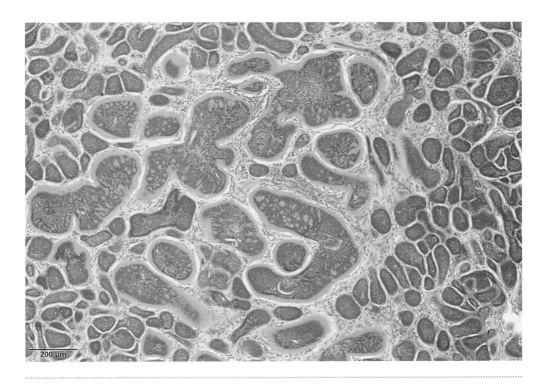

**圆柱瘤：** 肿瘤团块呈镶嵌状排列

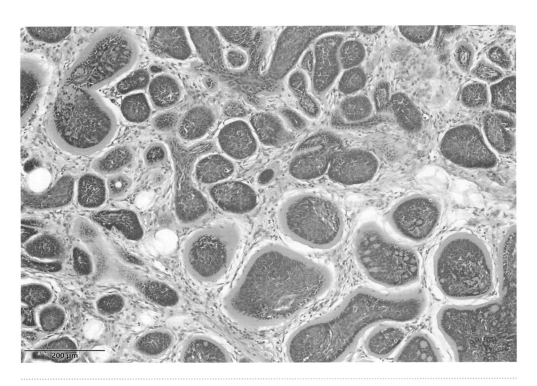

**圆柱瘤：** 肿瘤团块边缘有嗜酸性包膜

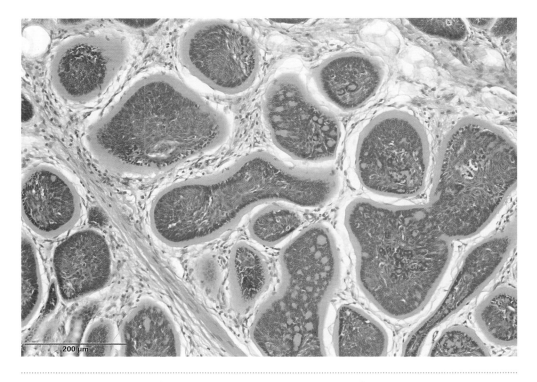

**圆柱瘤：** 肿瘤团块边缘有嗜酸性包膜，团块内可见均质小体

# 12. 乳头状外泌汗腺腺瘤
## Papillary eccrine adenoma

- 与管状顶泌汗腺腺瘤可能是同一种疾病
- 肿瘤多位于真皮中部或下部
- 可与表皮相连
- 肿瘤由囊腔及囊肿组成
- 囊腔的囊壁由有两层或两层以上细胞，可突入管腔，形成乳头状突起
- 囊腔内可含有无定形的嗜伊红物质
- 可见较多囊肿，囊肿内多为角质
- 肿瘤下方可见外泌汗腺
- 好发于四肢
- 为单发的隆起的淡红色或棕色结节或斑块
- 质地略硬

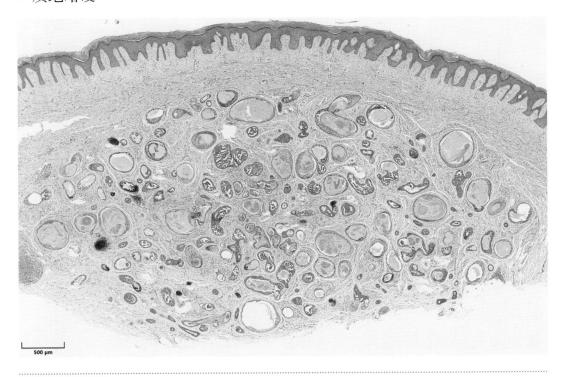

**乳头状外泌汗腺腺瘤：** 肿瘤位于真皮内，由囊腔及囊肿构成

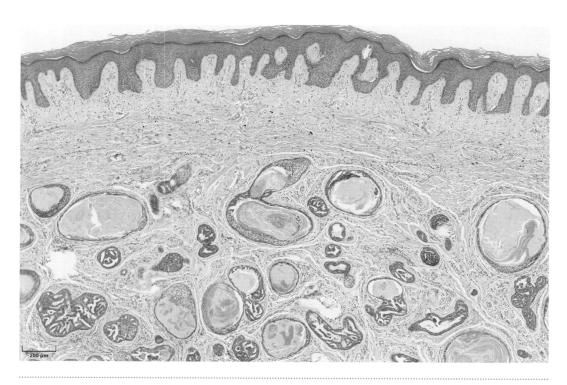

**乳头状外泌汗腺腺瘤：** 由囊腔及囊肿构成，囊肿内可见角质

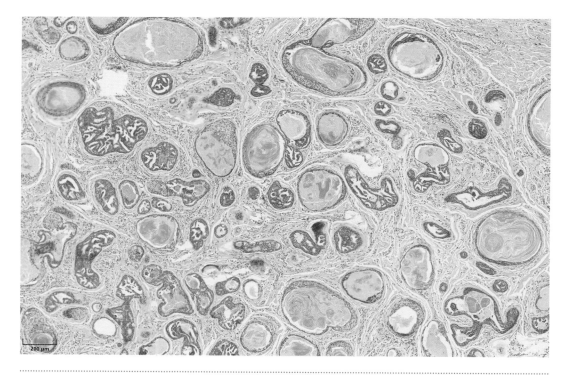

**乳头状外泌汗腺腺瘤：** 由囊腔及囊肿构成

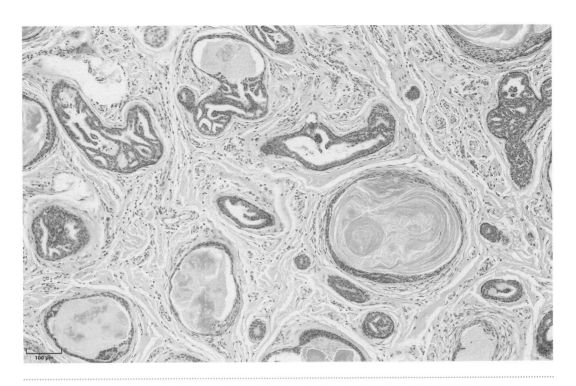

**乳头状外泌汗腺腺瘤：** 囊腔内可见乳头样突起，内有无定形物质，囊肿内可见角质

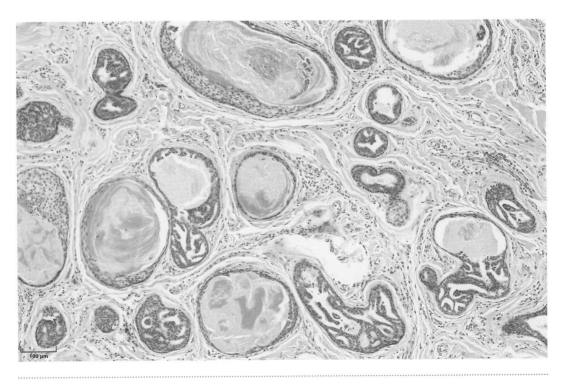

**乳头状外泌汗腺腺瘤：** 囊腔内可见乳头状突起，内有无定形物质，囊肿内可见角质

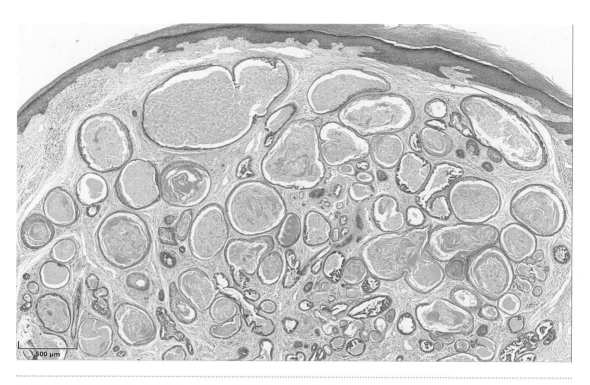

**乳头状外泌汗腺腺瘤：** 可见大小不一的囊肿，内有角质

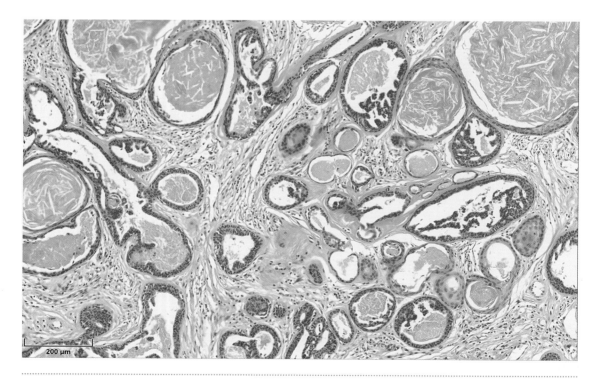

**乳头状外泌汗腺腺瘤：** 囊腔内为无定形物质，囊壁细胞向腔内乳头状突起

# 13. 原发性腺样囊性癌
## Primary adenoid cystic carcinoma

- 来源于外泌汗腺还是顶泌汗腺尚不清楚
- 肿瘤位于真皮中下部
- 可侵及脂肪层
- 表现为大小不一的肿瘤细胞岛
- 多形成条索样
- 肿瘤细胞明显嗜碱性
- 肿瘤团块内可见较多的囊腔，形成筛孔样外观
- 囊腔内可见蓝染粘液
- 肿瘤细胞表达 CK 及 CEA
- 好发于头皮
- 为表面结痂的斑块或结节

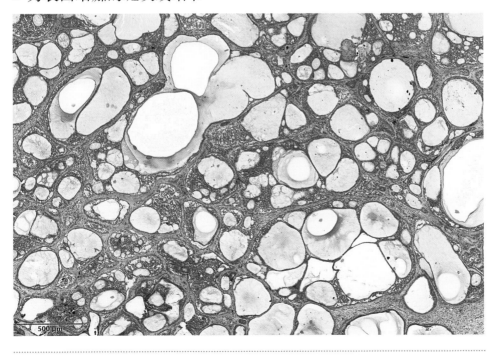

**原发性腺样囊性癌：**真皮内肿瘤，呈团块状，团块内可见大小不一的囊腔，肿瘤团块周围可见纤维包膜

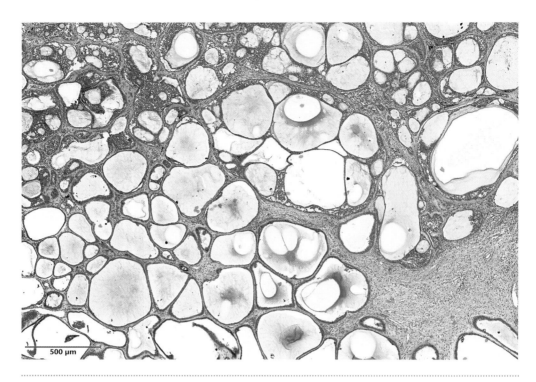

**原发性腺样囊性癌：** 肿瘤团块内可见大小不一的囊腔，内含黏液

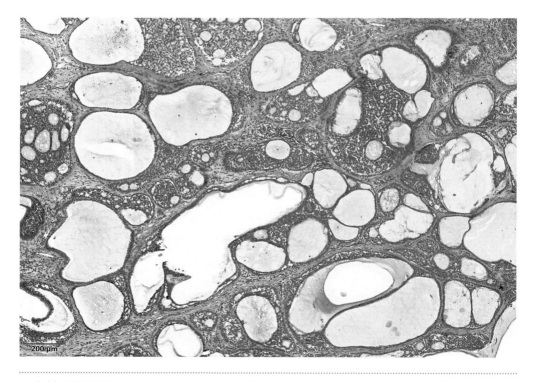

**原发性腺样囊性癌：** 肿瘤团块内大小不等的囊腔，团块周围可见纤维包膜

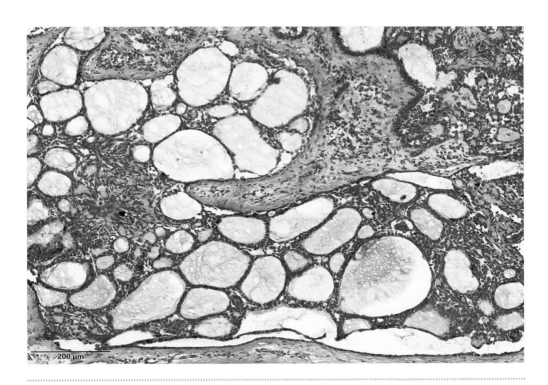

**原发性腺样囊性癌：**囊腔内含有黏液

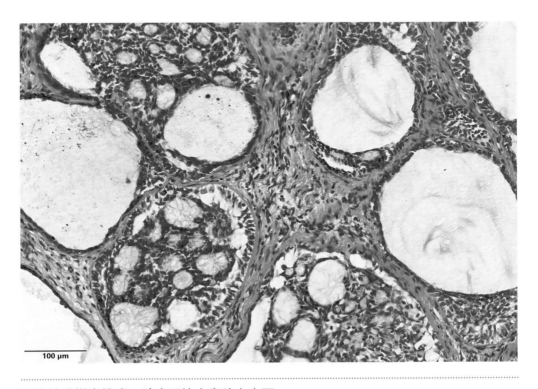

**原发性腺样囊性癌：**肿瘤团块内囊腔大小不一

# 14. 原发皮肤筛孔样癌
## Primary cutaneous cribriform carcinoma

- 肿瘤细胞是来自于顶泌汗腺还是外泌汗腺尚不明了
- 有人认为与原发腺样囊性癌是同一疾病
- 肿瘤位于真皮中下部，也可位于脂肪层
- 肿瘤由上皮样细胞团块组成
- 数量较多
- 肿瘤团块内可见大小不一的囊腔，形成筛孔样外观
- 部分肿瘤团块为实性团块，无筛孔表现
- 多为单发结节
- 中年女性好发

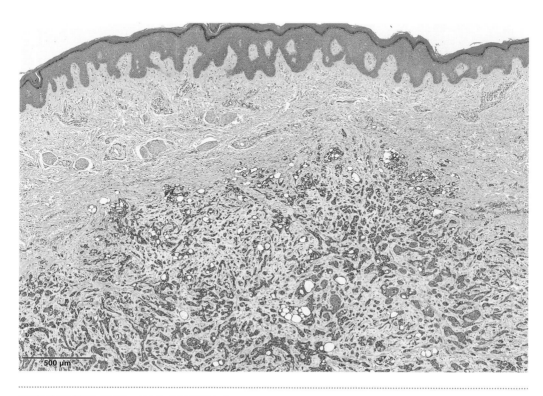

**原发皮肤筛孔样癌：**真皮中下部肿瘤

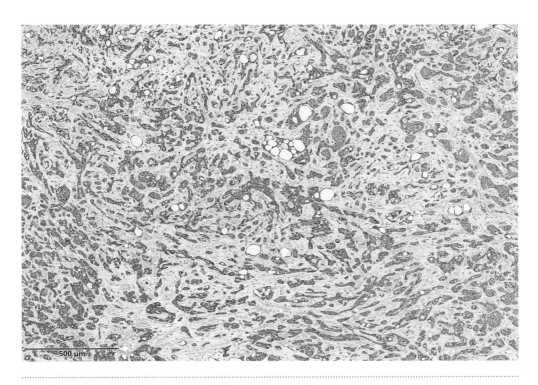

**原发皮肤筛孔样癌：** 为多发大小不一的肿瘤团块，部分团块呈条索状

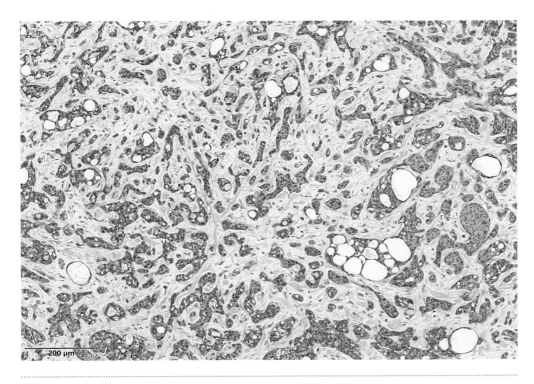

**原发皮肤筛孔样癌：** 部分肿瘤团块内可见大小不一数量不等的囊腔

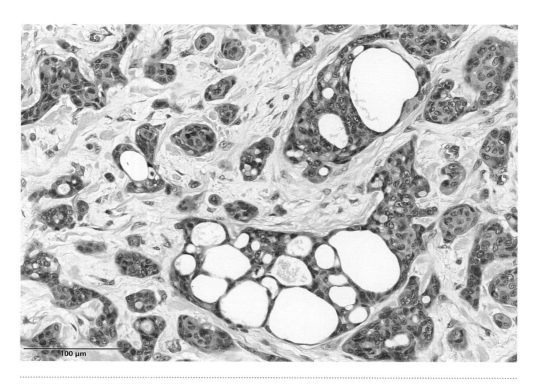

**原发皮肤筛孔样癌：**可见筛孔样外观

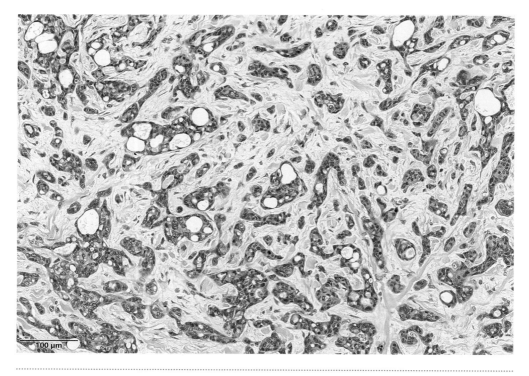

**原发皮肤筛孔样癌：**大小不一的肿瘤团块，大部分肿瘤团块内可见数量不等的囊腔

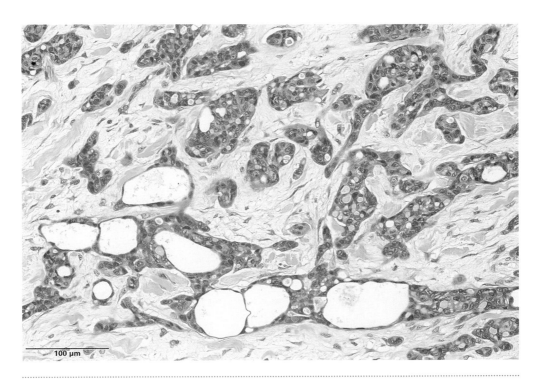

**原发皮肤筛孔样癌：** 肿瘤团块内囊腔形成筛孔样外观

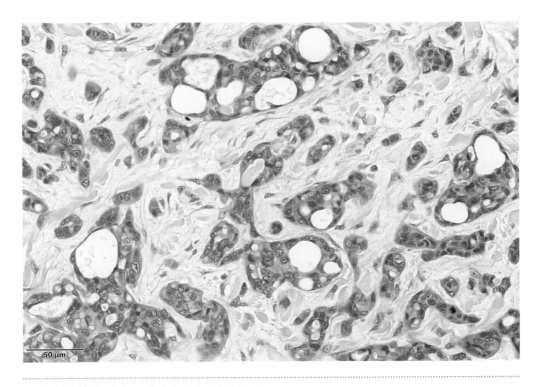

**原发皮肤筛孔样癌：** 肿瘤细胞异型性明显

# 15. 微囊肿附属器癌
## Microcystic adnexal carcinoma

- 一般不与表皮或毛囊相连
- 肿瘤边界不清
- 向真皮深部及或皮下组织浸润性生长
- 肿瘤细胞具有向毛囊及汗腺分化的特点
- 有大小不等的角化囊肿
- 角化囊肿内可出现钙化
- 有较多蝌蚪样肿瘤团块
- 肿瘤细胞可有异型性，有时异型性不明显
- 肿瘤细胞可表达 AE1/AE3，EMA，CEA
- 组织学上应与结缔组织增生性毛发上皮瘤鉴别
- 好发鼻、唇部及眼眶周围
- 为坚实的斑块或结节

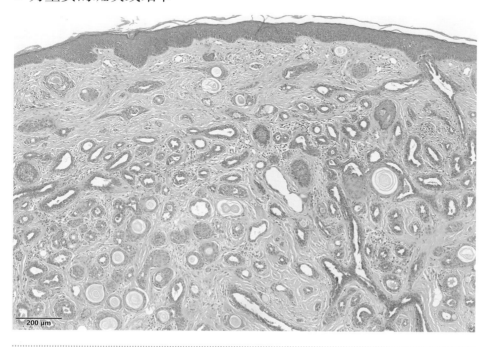

**微囊肿附属器癌：**肿瘤位于真皮内

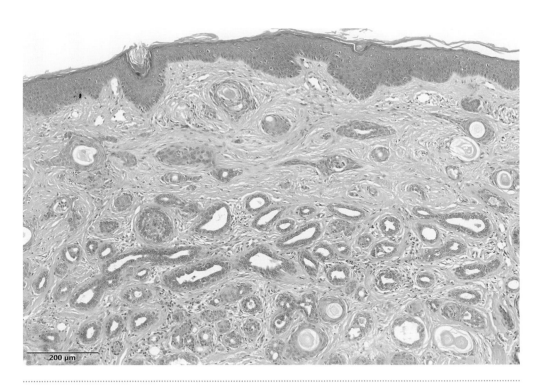

**微囊肿附属器癌：** 可见汗腺管腔、细胞条索及角化囊肿

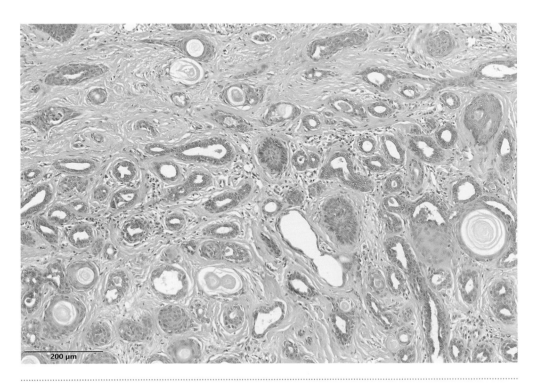

**微囊肿附属器癌：** 可见汗腺管腔、毛囊、细胞条索及角化囊肿

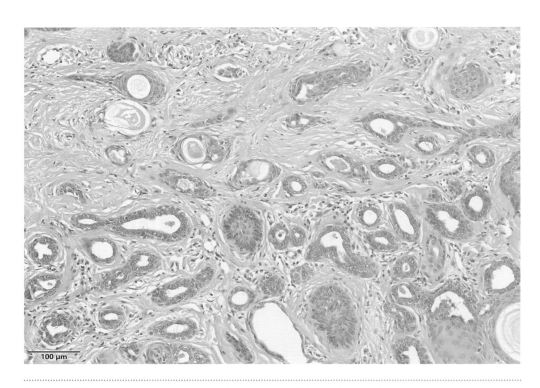

**微囊肿附属器癌：** 可见毛囊及汗腺管腔，可见蝌蚪样肿瘤团块

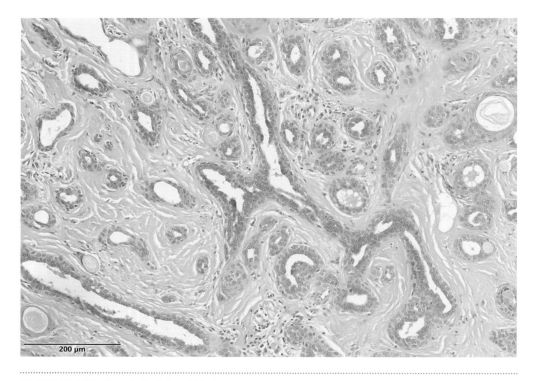

**微囊肿附属器癌：** 有较多汗腺管腔

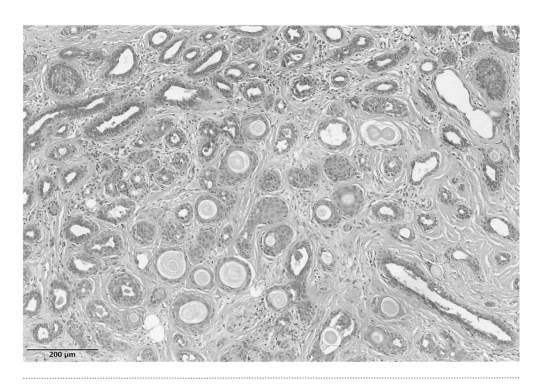

**微囊肿附属器癌：** 可见较多汗腺管腔及角化囊肿

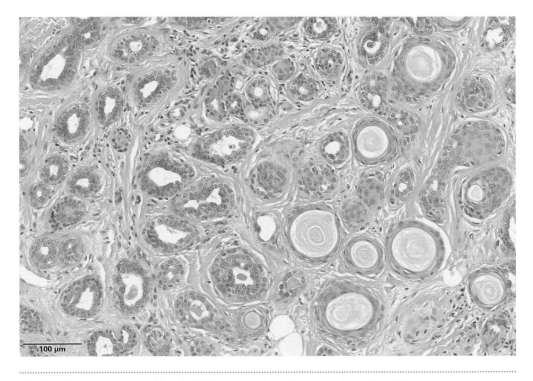

**微囊肿附属器癌：** 可见较多汗腺管腔及角化囊肿，细胞异型性不明显

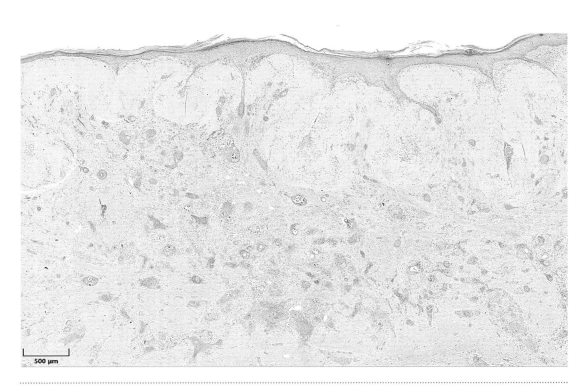

**微囊肿附属器癌：**真皮内肿瘤，向深部浸润性生长

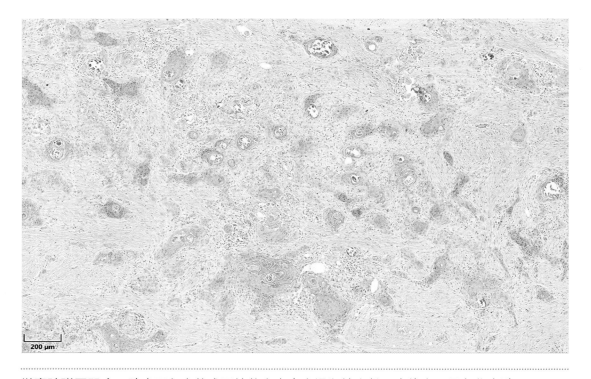

**微囊肿附属器癌：**肿瘤呈条索状或团块状在真皮内浸润性生长，瘤体内可见角化囊肿

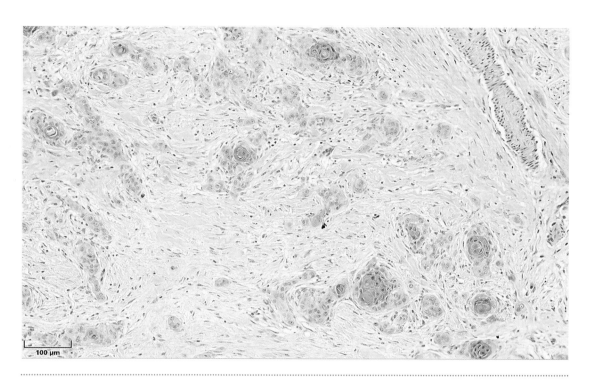

**微囊肿附属器癌：** 肿瘤团块在真皮内浸润性生长，上皮样角化明显

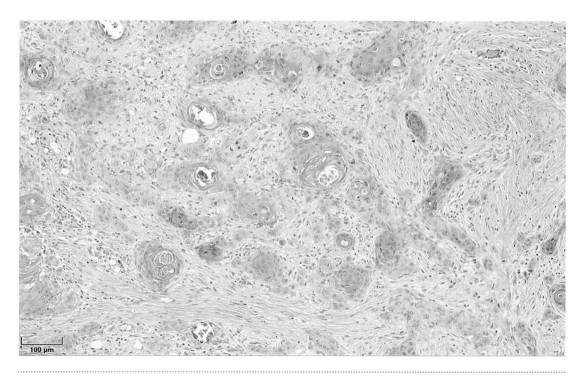

**微囊肿附属器癌：** 肿瘤细胞有明显异型性，肿瘤团块内角化囊肿内出现钙化

# 第四章 顶泌汗腺肿瘤
# Tumors of Apocrine Gland

- 顶泌汗腺汗囊瘤
  Apocrine hidrocystoma
- 乳头状汗管囊腺瘤
  Syringocystodenoma papilliferum
- 乳头状汗腺腺瘤
  Hidradenoma papilliferum
- 皮肤混合瘤
  Mixed tumor of the skin
- Paget 病

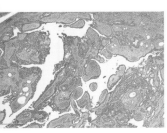
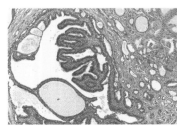
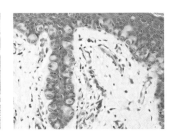
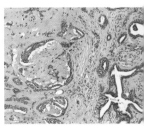

# 1. 顶泌汗腺汗囊瘤
## Apocrine hidrocystoma

- 为潴留性囊肿，外泌汗腺导管扩张所致
- 真皮内囊腔
- 囊壁由两层细胞组成，囊壁可有乳头状突起
- 内层细胞呈高柱状，可见顶浆分泌
- 有时可见囊腔与下方的外泌汗腺导管相连
- 好发于头颈部，多单发
- 半透明皮色或蓝褐色结节或丘疹

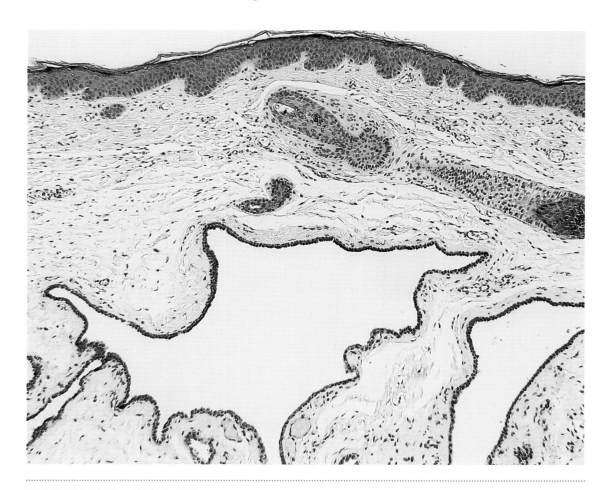

**顶泌汗腺汗囊瘤：** 真皮内囊腔

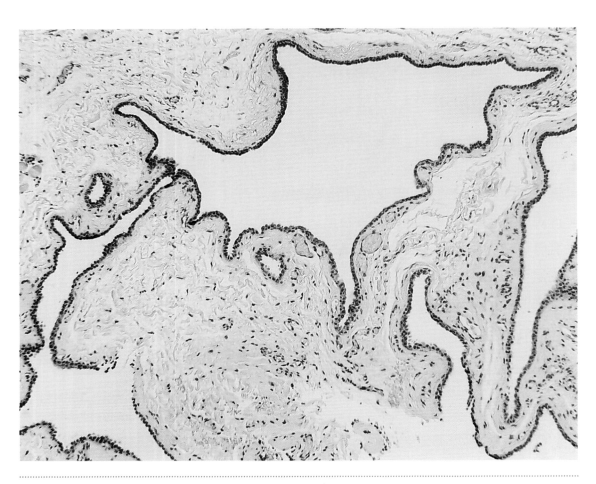

**顶泌汗腺汗囊瘤：** 囊壁内层细胞呈柱状，可见顶浆分泌

# 2. 乳头状汗管囊腺瘤
Syringocystodenoma papilliferum

- 表皮多内陷
- 病变多与表皮相通
- 肿瘤由囊腔及导管样结构组成
- 囊腔内可见较多乳头状结构
- 乳头外层为一层高柱状细胞，可见顶浆分泌
- 内层细胞是小立方肌上皮细胞
- 炎症细胞浸润明显，可见较多浆细胞
- 多出生时即发生或幼年发生
- 好发于头皮，多单发
- 乳头状或疣状增生，表面潮湿

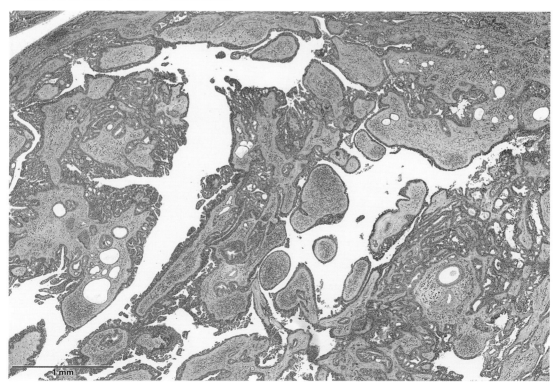

**乳头状汗管囊腺瘤：**真皮内肿物，可见较多囊腔

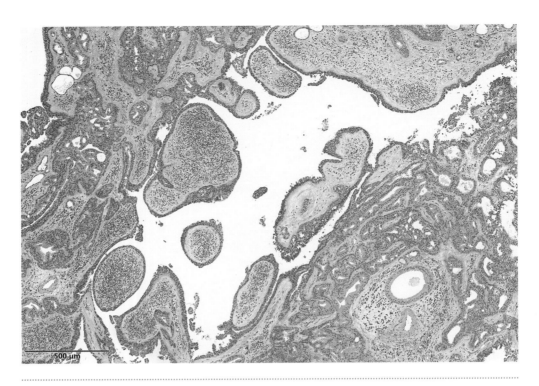

**乳头状汗管囊腺瘤：**囊腔内可见较多乳头状结构

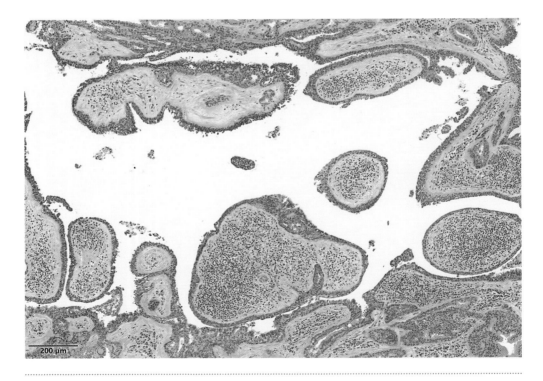

**乳头状汗管囊腺瘤：**囊腔内可见较多乳头状结构

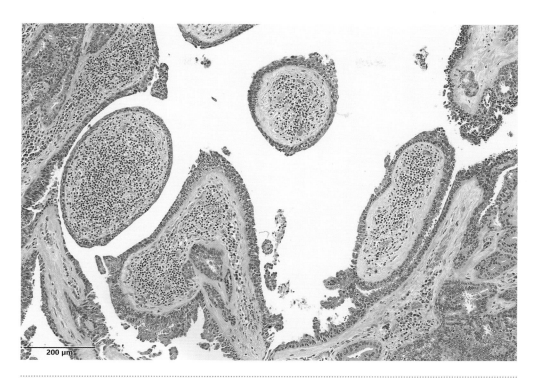

**乳头状汗管囊腺瘤：**乳头外层细胞呈顶浆分泌

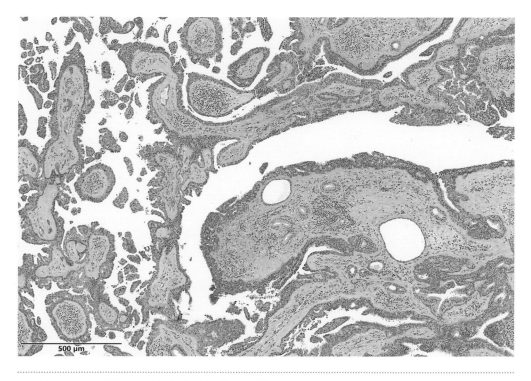

**乳头状汗管囊腺瘤：**大量乳头状结构及囊腔

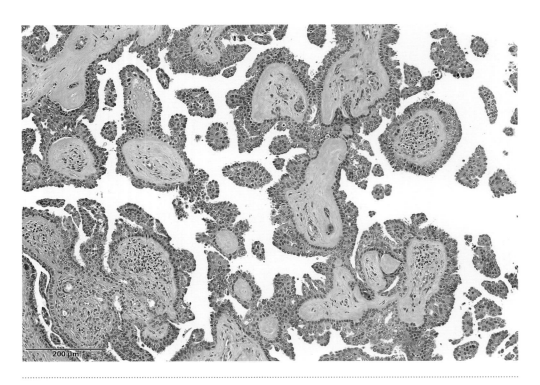

**乳头状汗管囊腺瘤：**乳头状结构及囊腔

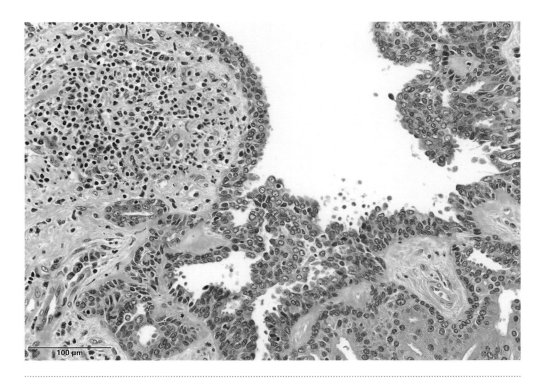

**乳头状汗管囊腺瘤：**可见较多浆细胞浸润

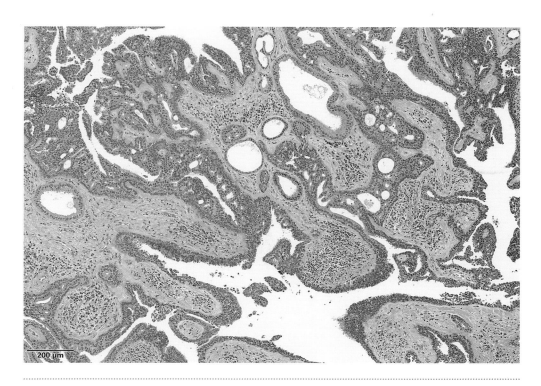

**乳头状汗管囊腺瘤：** 囊腔及乳头状结构，可见顶泌汗腺导管

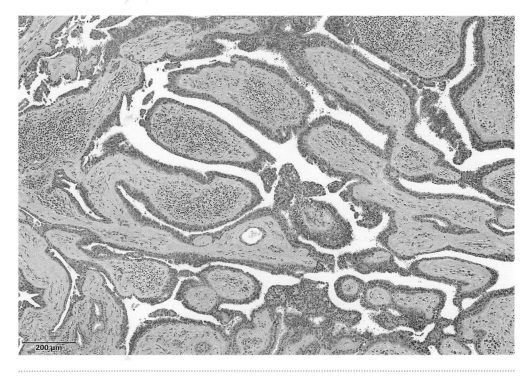

**乳头状汗管囊腺瘤：** 乳头状结构主要由两层细胞构成

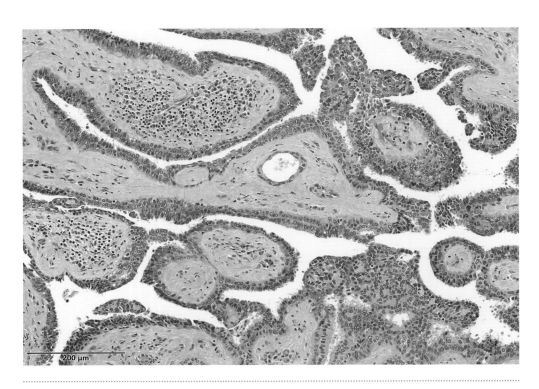

**乳头状汗管囊腺瘤：**乳头状结构主要由两层细胞构成，外层细胞呈顶浆分泌

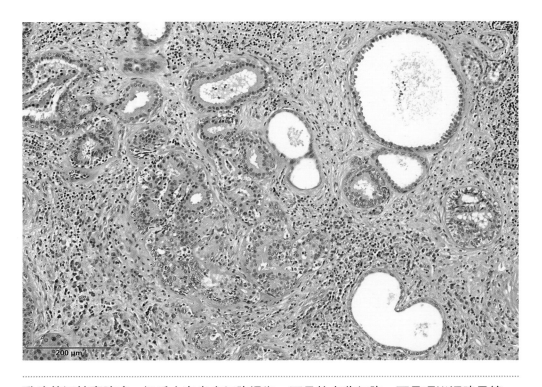

**乳头状汗管囊腺瘤：**间质内有炎症细胞浸润，可见较多浆细胞，可见顶泌汗腺导管

# 3. 乳头状汗腺腺瘤
## Hidradenoma papilliferum

- 真皮内界限清楚的结节
- 一般不与表皮相连
- 覆盖着上皮的乳头状病变向管腔内突起
- 乳头由两层细胞构成
- 乳头外层为一层高柱状细胞，可见顶浆分泌
- 内层细胞是小立方肌上皮细胞
- 炎症细胞不明显，基质中可见浆细胞及淋巴细胞
- 好发于外阴及肛周
- 为单发的丘疹或结节

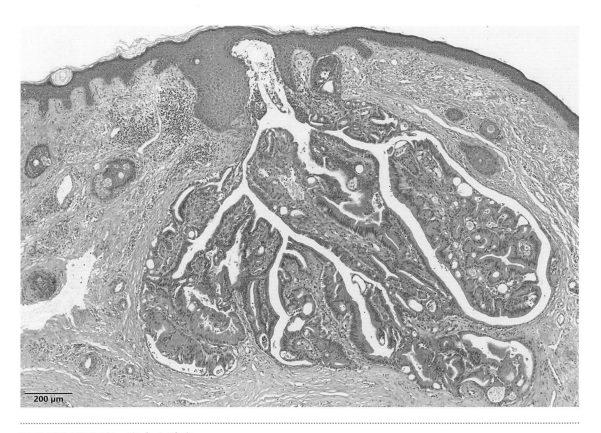

**乳头状汗腺腺瘤：**真皮内肿瘤

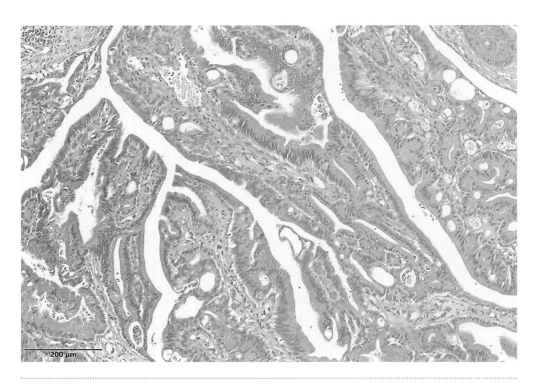

**乳头状汗腺腺瘤：** 可见管腔及乳头状结构

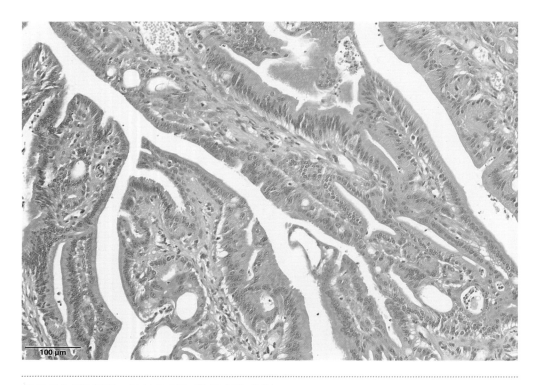

**乳头状汗腺腺瘤：** 乳头外层细胞呈顶浆分泌

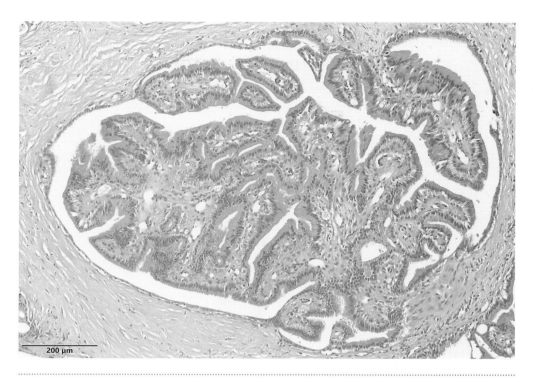

**乳头状汗腺腺瘤：**真皮内界限清楚的结节，内有乳头状结构

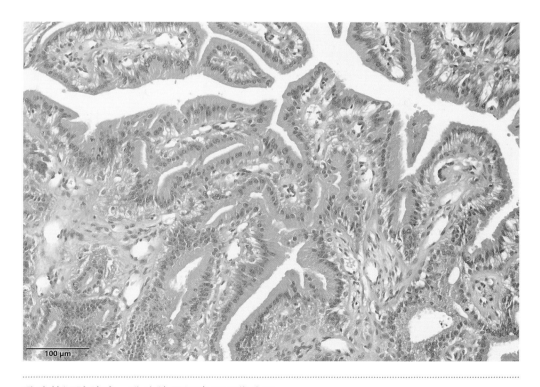

**乳头状汗腺腺瘤：**乳头外层细胞呈顶浆分泌

# 4. 皮肤混合瘤
## Mixed tumor of the skin

- 又称为软骨样汗管瘤
- 真皮内或皮下肿物
- 境界清楚
- 可向顶泌汗腺或外泌汗腺分化
- 大多数皮肤混合瘤为顶泌汗腺型
- 肿瘤细胞呈巢或条索样
- 可见导管样结构
- 导管样结构多有囊性扩张
- 肿瘤中可有毛囊或皮脂腺分化的成分
- 间质为软骨样，呈淡蓝色，阿申兰染色可呈阳性
- 有时可见大量成熟的脂肪细胞
- 好发于鼻部、上唇等部位
- 为单发结节

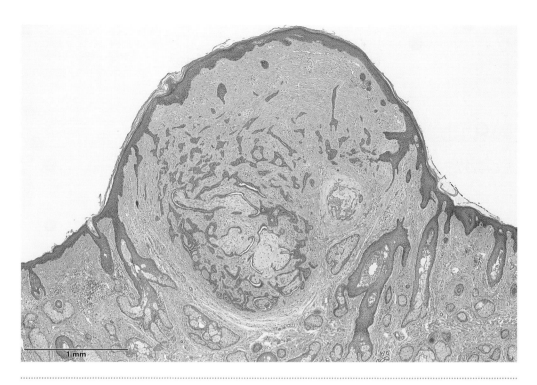

**皮肤混合瘤：** 真皮内肿瘤，主要由条索组成

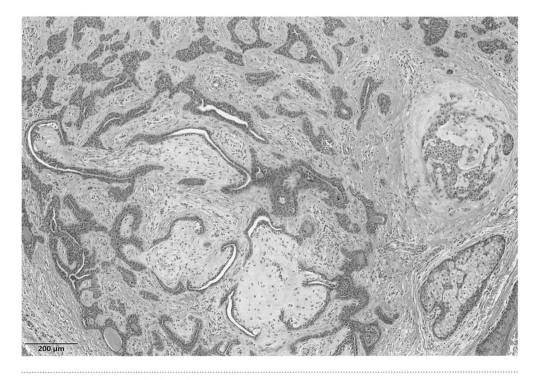

**皮肤混合瘤：** 主要由条索组成

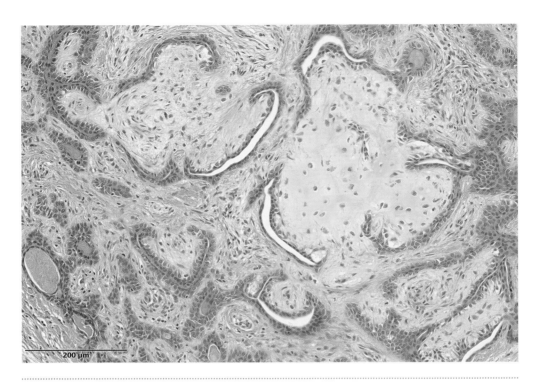

**皮肤混合瘤：** 可见软骨样基质

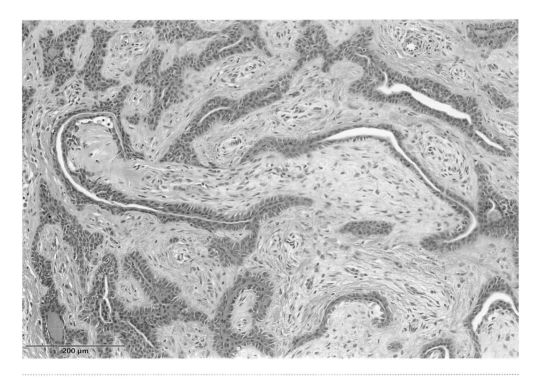

**皮肤混合瘤：** 可见管腔样结构

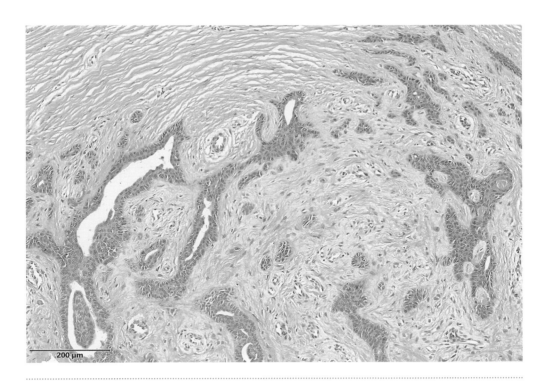

**皮肤混合瘤：**可见管腔样结构

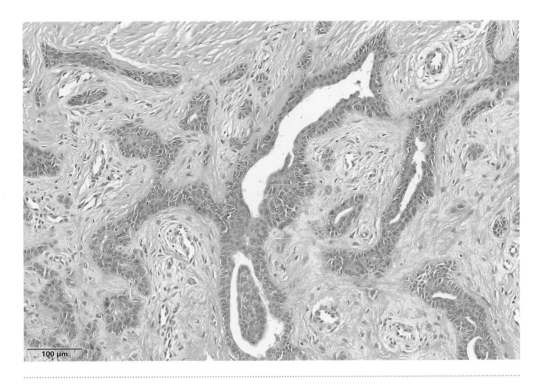

**皮肤混合瘤：**可见管腔样结构

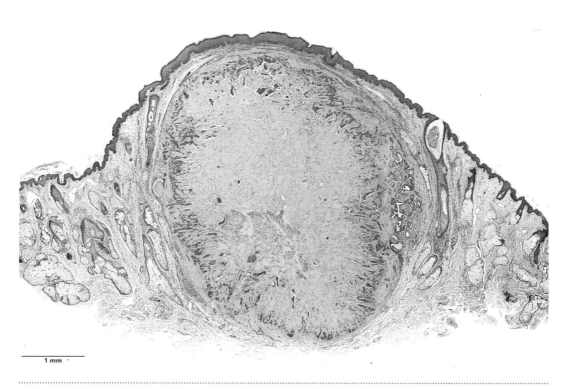

**皮肤混合瘤:** 真皮内肿瘤,界限清楚。周围为肿瘤团块,中央为软骨样基质,呈淡蓝色

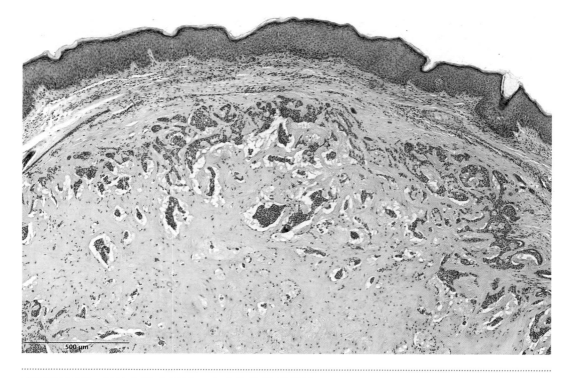

**皮肤混合瘤:** 周边为肿瘤团块,中央为软骨样基质

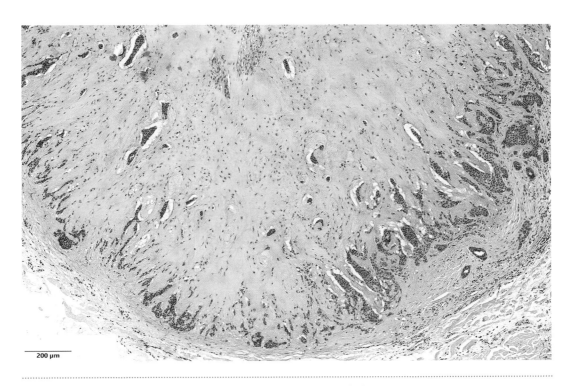

**皮肤混合瘤：**周边为肿瘤团块，中央为软骨样基质，呈淡蓝色

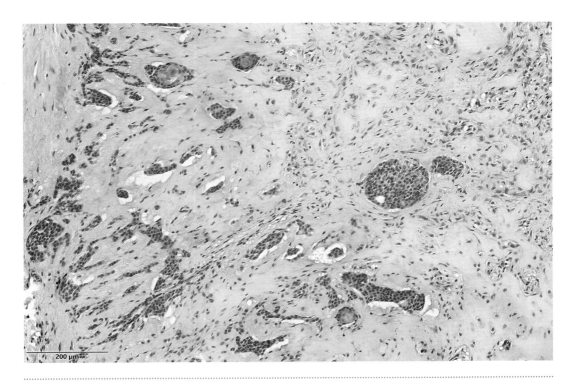

**皮肤混合瘤：**肿瘤细胞呈巢或条索状，部分单个分布

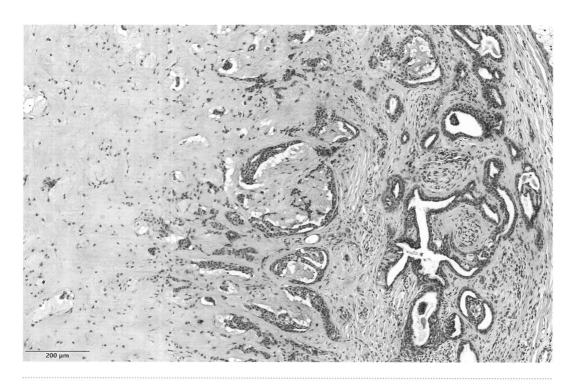

**皮肤混合瘤：** 可见管腔样结构

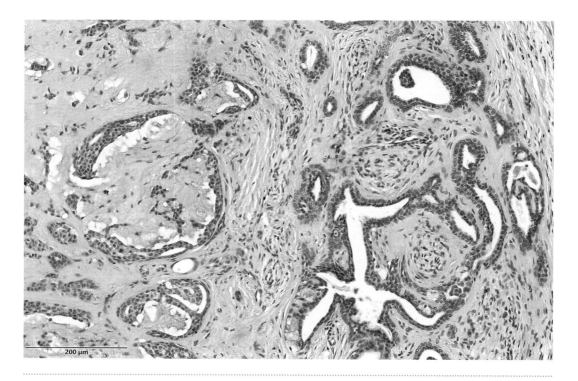

**皮肤混合瘤：** 可见管腔样结构

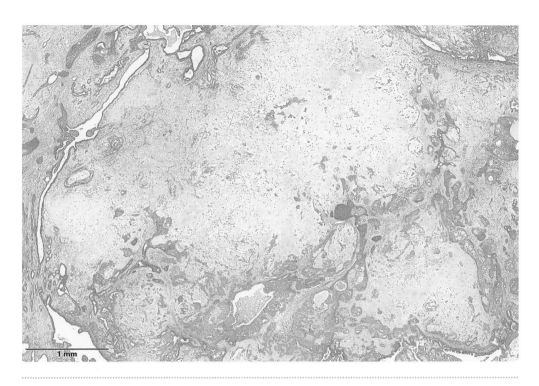

**皮肤混合瘤：**软骨样基质周围可见大小不一的肿瘤团块及囊腔

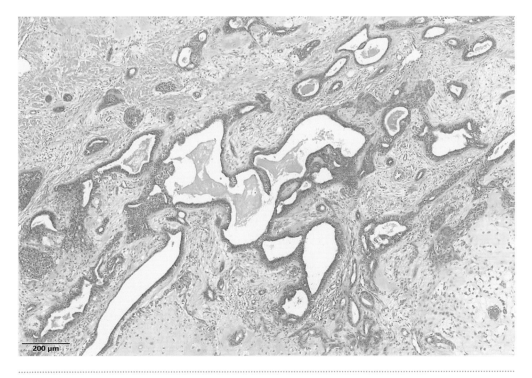

**皮肤混合瘤：**可见囊腔及导管样结构

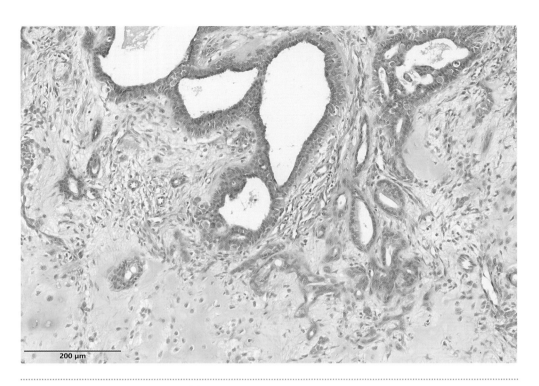

200 μm

**皮肤混合瘤：** 囊腔周围软骨样基质

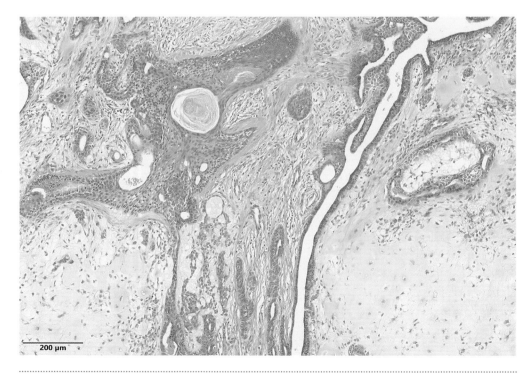

200 μm

**皮肤混合瘤：** 可见毛囊成分及角囊肿，导管样结构及软骨样基质明显

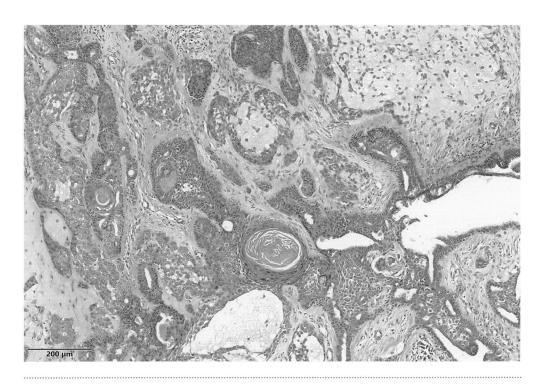

**皮肤混合瘤：** 可见毛囊成分及角囊肿

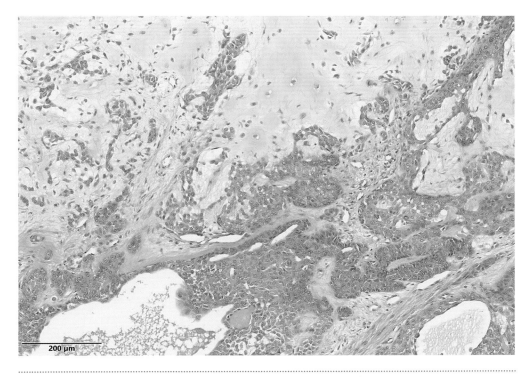

**皮肤混合瘤：** 肿瘤细胞巢大小不一，有的仅为单个细胞或数个细胞

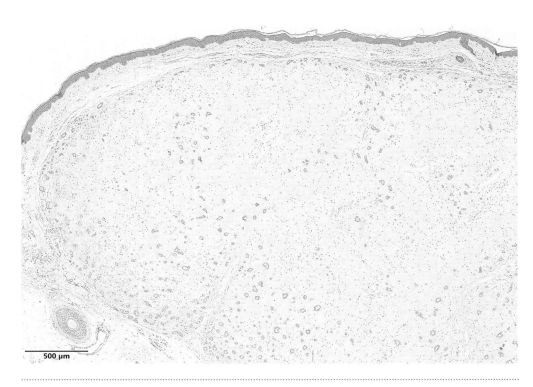

**皮肤混合瘤：** 小管型

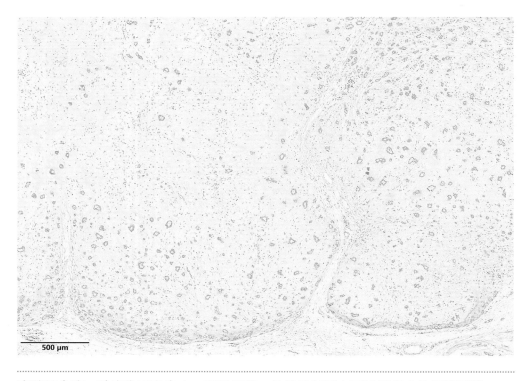

**皮肤混合瘤：** 肿瘤位于真皮内，界限清楚，软骨样基质中可见很多小的汗腺导管

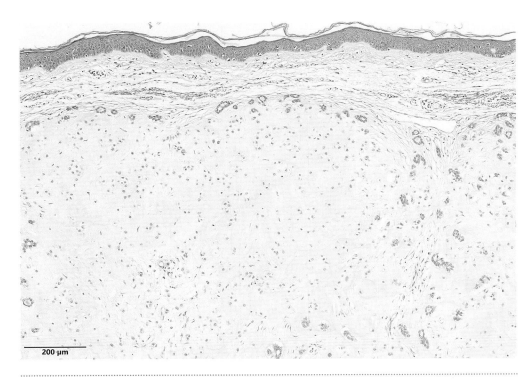

**皮肤混合瘤：** 肿瘤界限清楚

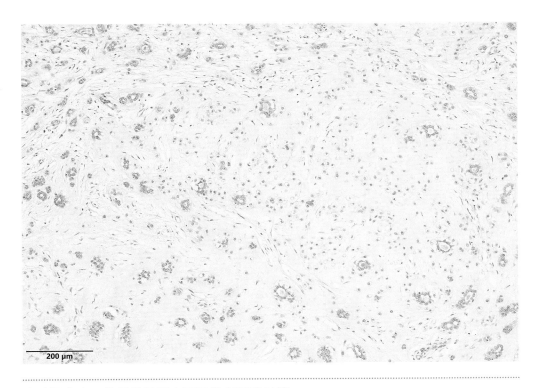

**皮肤混合瘤：** 软骨样基质中可见较多汗腺导管

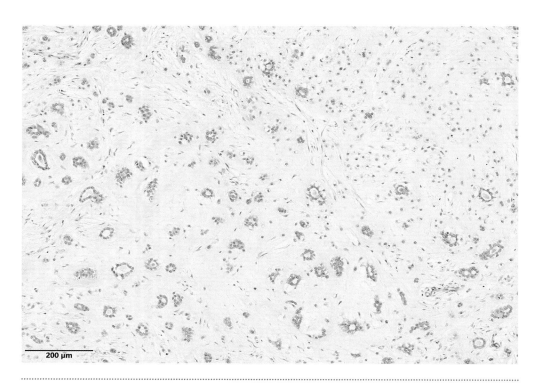

**皮肤混合瘤：**除了汗腺导管，可见小的肿瘤细胞巢

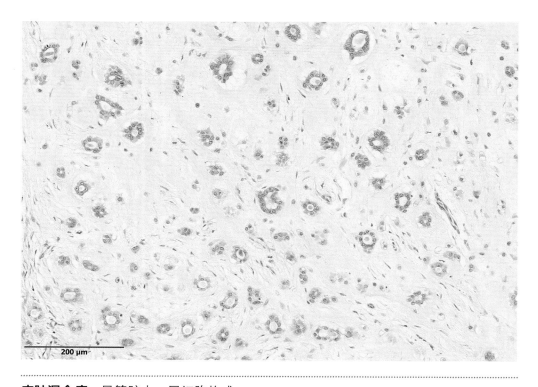

**皮肤混合瘤：**导管腔由一层细胞构成

# 5. Paget 病
## Paget's disease

- 表皮内数量不等的肿瘤细胞
- 肿瘤细胞胞浆透明，胞质丰富
- 肿瘤细胞单个或者呈巢分布
- 可分布于表皮全层
- 早期肿瘤细胞主要位于基底层及其上方
- 有时出现色素
- 肿瘤细胞阿申蓝染色多阳性
- 肿瘤细胞 EMA、CEA 染色阳性
- CK20 在继发性乳房外 Paget 病阳性，原发性乳房外 Paget 病阴性
- GCDFP15 在原发性乳房外 Paget 病阳性，继发性乳房外 Paget 病阴性
- 临床上分为乳房 Paget 病及乳房外 Paget 病

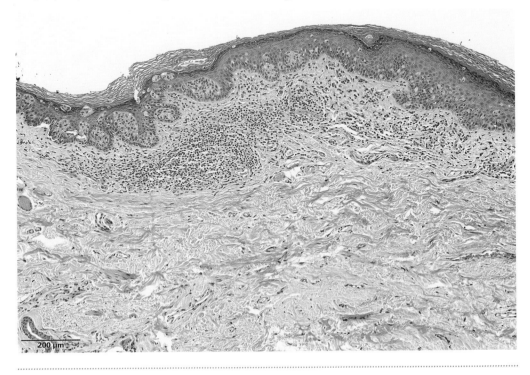

**Paget 病：**表皮内肿瘤细胞，呈巢或散在分布

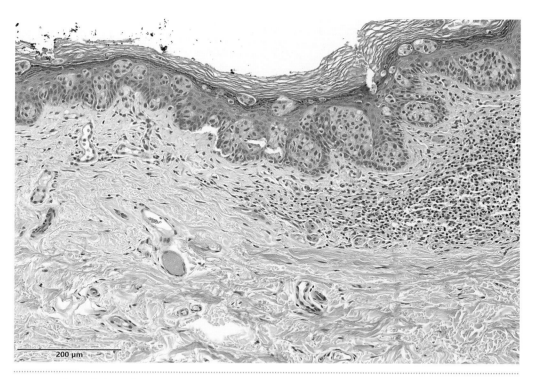

**Paget 病:** 肿瘤细胞呈巢或散在分布

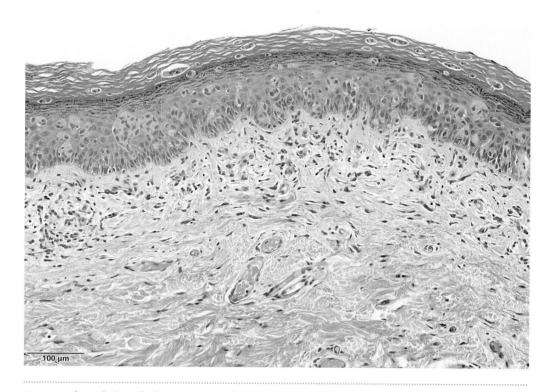

**Paget 病:** 肿瘤细胞胞浆透明, 角质层内也可见肿瘤细胞

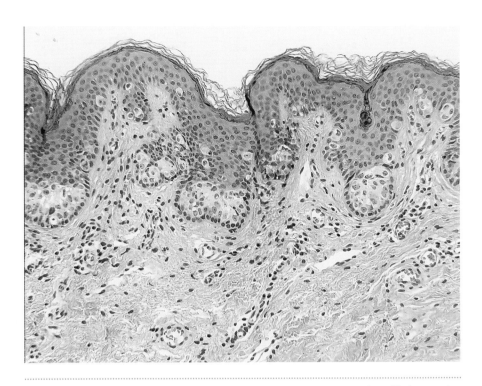

**Paget 病：**肿瘤细胞胞浆透明，散在或呈巢状分布，主要位于基底层上方

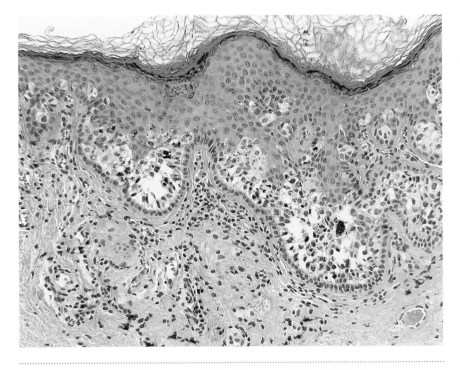

**Paget 病：**肿瘤细胞主要位于基底层上方，呈巢状或散在分布

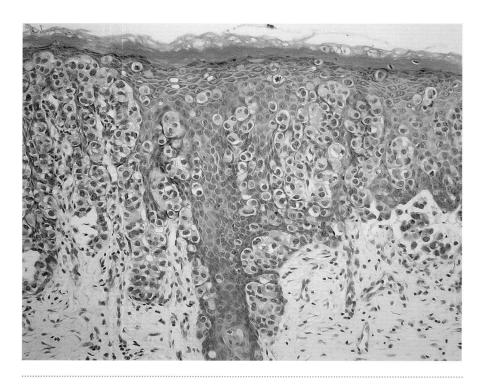

**Paget 病：**表皮全层受累

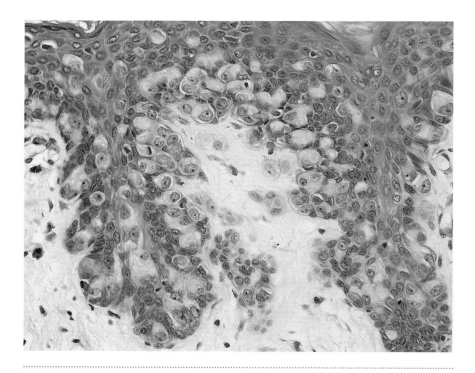

**Paget 病：**肿瘤细胞大，胞浆透明

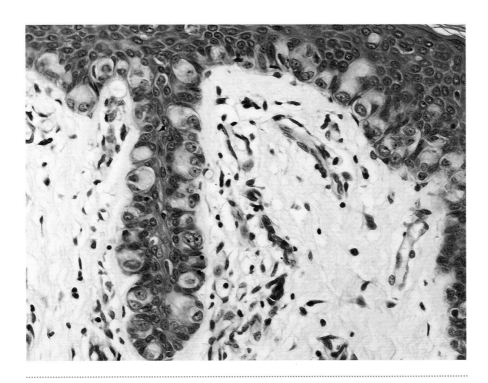

**Paget 病：**肿瘤细胞大，胞浆透明

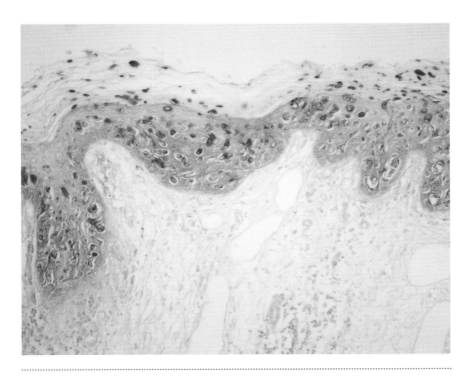

**Paget 病：**肿瘤细胞阿申蓝染色阳性

# Postscript
# 后 记

2020 年初春这段特殊时光，与八岁的女儿嘉贺（珠珠）朝夕相处，其乐融融。

每每我坐在书房电脑前，嘉贺便走过来，依偎在我身边，陪伴我一起整理病理图片。有时女儿还会为我奉上一杯热茶，令我倍感幸福。

经过数次观摩，嘉贺便开始用 photoshop 软件帮我处理病理图片。望着自己的劳动成果，女儿经常高高跳起，欣喜若狂。

感谢嘉贺的付出。谨以此记为念。

庚子年初春于京城

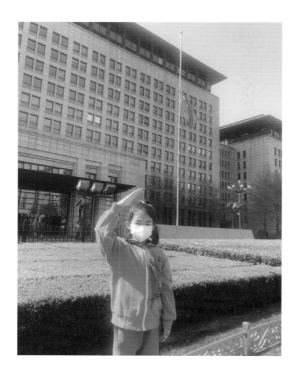